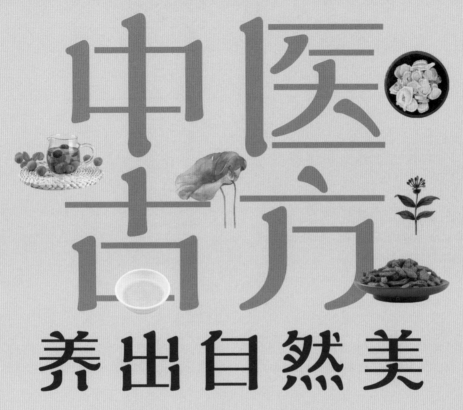

中医古方

养出自然美

俞若熙 著

U0389461

吉林科学技术出版社

图书在版编目（CIP）数据

中医古方养出自然美 / 俞若熙著. -- 长春 ：吉林
科学技术出版社, 2025. 4. -- ISBN 978-7-5744-1887
-5

Ⅰ. R289.5

中国国家版本馆CIP数据核字第2025A9B251号

中医古方养出自然美
ZHONGYI GUFANG YANGCHU ZIRAN MEI

著 者	俞若熙	
出 版 人	宛 霞	
策划编辑	朱 萌	
责任编辑	井兴盼	
助理编辑	刘凌含	
封面设计	王 婧	
制 版	长春美印图文设计有限公司	
幅面尺寸	167 mm×235 mm	
开 本	16	
字 数	210千字	
印 张	14	
页 数	224	
版 次	2025年4月第1版	
印 次	2025年4月第1次印刷	

出 版 吉林科学技术出版社
发 行 吉林科学技术出版社
地 址 长春市福祉大路5788号
邮 编 130118
发行部电话/传真 0431-81629529 81629530 81629531
　　　　　　　　81629532 81629533 81629534
储运部电话 0431-86059116
编辑部电话 0431-81629518
印 刷 长春百花彩印有限公司

书 号 ISBN 978-7-5744-1887-5
定 价 59.90元

中国工程院院士、国医大师王琦题字

内调外养自然美

王琦题

前言 FOREWORD

　　对美的追求是人类永恒的话题。"闭月、羞花、沉鱼、落雁"四大美人是我们印象中古代美的代表，也是美的化身和代名词。"沉鱼"讲的是西施浣纱时的故事，发生在现在的诸暨，也就是我的故乡，诸暨也因此有了"西施故里"之称。"落雁""闭月""羞花"，分别讲的是昭君出塞、貂蝉拜月、杨贵妃观花时的故事，分别来反映美人们各自的美。

　　到了现代，我们对美的追求有了些变化，有很多人迷上了医美，意图快速变美，但无论如何，细腻柔润有光泽的肌肤才是我们真正应该追求的健康美。由内而外的健康美是一种"真美"，即使没有完美的五官，也拥有让他人想亲近的气质。因为健康散发出来的美太有吸引力了，那是一种"精气神"兼有的综合美。

　　中医美容法是从传统医学中挖掘出的宝贵经验，它以中医学理论为指导，采用按摩、导引等方法，对人体脏腑、经络、气血进行全面调理，以达到阴阳平衡，气血畅通，扶正祛邪的功效，同时它也能提高生理机能，防病治病，延缓衰老。养颜的方法有很多种，涉及食饮、按摩、中药、针灸、心理、沐浴等生活中的方方面面。

近年来，具有几千年历史的中医美容逐渐回到大众视野，它通过天然药物疗法、食物疗法、针灸按摩法等多种方法的运用，达到平衡阴阳、调整脏腑、畅通经络、补益气血、改善体质的效果，帮助人们保持美丽容颜和身心平衡。在《神农本草经》收载的365种药物中，具有保健美容作用的药物有160余种，例如，白芷可长肌肤，润泽颜色，可作面脂；白瓜子可令人悦泽，使肌肤好颜色。

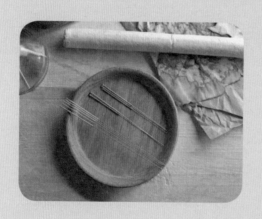

唐代医家孙思邈也为中医美容的发展作出了重要贡献，他将美容秘方公布于世，在《备急千金要方》和《千金翼方》中全面论及了药物、方剂、饮食等与美容的关系，记载了用于治疗面部疾患，美化皮肤、毛发、肢体等治疗秘方300余首。宋代的《太平圣惠方》收方万余首，其中共有美容方剂980余首，这些方剂具有美面容、美须发、美齿、美鼻、补益驻颜等多方面作用。元代的《御药院方》集录了宋、金、元三代的宫廷秘方千余首，有百余首美容方，且多为保健美容方。例如，用于洗面的"皇后洗面药"，乌须发的"乌云膏"，润手的"淖手药"，驻颜的"益寿地仙丸"，防皱润面、润唇的"玉容膏"等。明代著名医家李时珍的《本草纲目》介绍了数百味美容药物，每味药后都附有其治疗面部疾患的功效及使用方法，如栝蒌实，去手面皱，悦泽人面；李花、梨花、木瓜花、杏花、樱桃花，并入面脂，去黑皯皱皮，好颜色。清代的保健美容在宫廷中得到较大的发展。清朝宫廷对美容术、美容方药的运用非常讲究，在留存至今的清朝宫廷医案中，有很多慈禧太后和光绪皇帝的保健美容医方。据记载，慈禧太后年过七十，仍可保持白嫩的肌肤，双手细腻滑润，头发油亮而有弹性。

在中医美容中我们还需要了解的是，我们每个人都有着不一样的体质，要想真正达到美容的作用就要辨清体质，针对体质差异进行美容。中医古籍中提到，"人之生也，有刚有柔，有弱有强，有短有长，有阴有阳""形有缓急，气有盛衰，骨有大小，肉有坚脆，皮有厚薄"。《黄帝内经》将人分为"木""火""土""金""水"五种。体质不同的人，形体容貌也呈现不同的特征，如身形的高矮胖瘦，骨骼大小，面部五官，皮肤颜色，毛发坚脆，等等。而外在的环境也影响着人颜面的色泽、皮肤的润燥、肌肉的丰削、体态的优劣、气质的雅俗，以及性格、情绪等。所以想要美就要有一个好的体质。

我的博导——国医大师王琦的体质九分法，将人群体质分为平和体质、气虚体质、阳虚体质、阴虚体质、痰湿体质、湿热体质、瘀血体质、气郁体质、特禀体质，其中，除平和体质外的八种体质都会存在一些损害美的问题。由于体质的不同，"损美"的问题也各有差异，比如，痰湿体质的人容易肥胖，血瘀体质的人容易长色斑，阴虚体质的人容易长皱纹；而起痘痘、口气大、脂溢性脱发的发生与湿热体质有关，荨麻疹、特应性皮炎、湿疹等皮肤疾病的发生与过敏体质有关。所以我们要注重内调，以内养外，方能收获自然美。在这本书中我将带领大家探寻，如何收获从内而外的健康自然美。

目录 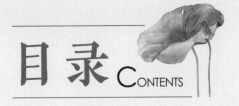CONTENTS

第二章 养颜有术，轻松改善皮肤问题

第三章　瘦下来，体态轻盈更健康

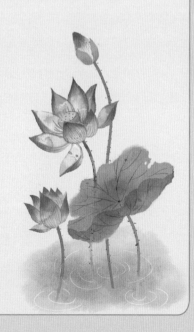

第五章　惊艳韶华，如何实现逆龄生长

第六章　情志调理，悦己成就终身美丽

第一章

了解体质，美人养生第一步

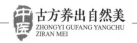

美是人类普遍追求的，它可以激发人类内在的情感，为生活增添色彩。在生活中，我们常常将美定义为完美无瑕的表面形象，但人类的审美是多元的，很多时候美不仅是一种外在的形象，还反映出人类的想象力和探索精神。

"蒙娜丽莎的微笑"是艺术家留给人类的谜团，也是人类审美想象的源泉。从这件作品中，我们不仅能够体味到画作表面的美感，更能够透过美的表象，探寻到文化、历史和社会的内涵。

如今，人们对美的追求已经不局限于外表的美或某个方面的形态美，我们更需要一种全面的、综合的、健康活泼的美。一个人的美不仅来源于外表的形象，更来源于内在气质、性格、思想和精神。健康的气质、独立的个性和鲜明的特点都是构成美的重要因素。这种美留存在心灵的世界里，可以帮助人们战胜困难和挫折。

现代社会注重多元文化、个性化，人们通过对美的追求来表现自我，实现自我价值。这不是一种自我陶醉，而是建立自信心最好的方法。不同的审美趋向、文化背景和感性体验产生了不同的美的标准，人们可以根据自己的喜好和追求来实现自我价值、实现生命意义。对美的追求可以激励我们更加了解自我和社会，发掘潜能，展现自己的智慧和创造力所带来的丰厚成果。

美是人类永恒追求的目标之一，美容养颜也成为人们长期专

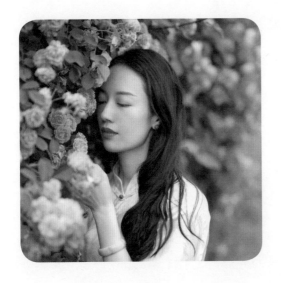

研的课题。虽然网上有很多人分享美容方法和护肤技巧，但是真正理解美的含义和本质的人并不多。美是一个复杂的概念，关于其内在的本质及外在的表现，人们的认知和感受不尽相同。

对于这个世界上的人和事物，每个人都会作出美或者是丑的判断。随着人们的感知和经验不断丰富，人们的审美视野也不断开阔，在文化和艺术领域的审美能力也不断提升。美不是一种幻影或自我造假的产物，而是真实存在于人们的感觉中的，人们能够感受到美的存在，不论这种美是内在美还是外在美。

内在美是指人的精神品质、素养和修养，通常体现为人的品行、格调和人格魅力等；外在美则更多的是对于人的外貌、身材和穿着的评价。然而，真正的美是内外兼修的，需要内在美和外在美相辅相成。它不仅仅是形态上的，更是精神上的，是人们在心灵深处产生的美好情感。

在纷繁复杂的世界中，人们对于美的追求是一个普遍的现象。通过不断的审美和对美的追求，人们可以享受到这个世界的

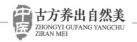

美好，丰富自己的感官体验，提升自我价值并改善生活品质。此外，真正的美还应该代表爱、诚信和友善，以此来引领和提高人类的文明素养和社会价值观。

从医学的角度来看，美容是指根据物理、化学等原理用科学的方法和技术保持或恢复面部各器官的生理功能，达到身体健康和外貌美的统一。狭义的美容包括通过各种方法调整、优化面部五官的形态；广义的美容则更为综合和全面，包括促进整体的身心健康、形体优美和保持精力充沛等方面，实现健康美、自然美和协调美。

在中医美容领域，中医独特的理论和实践优势被充分发挥。中医美容将保健美容和治疗皮肤疾病相结合，重视外在美的同时也注重身体内部的健康。中医美容的优势在于其整体性的治疗理念和治疗手段，将外在美和内在健康贯通于一体，从根本上解决了人们对美的追求和身体健康之间的矛盾。

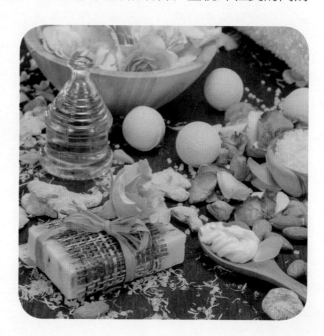

中医体质理论在中医美容领域的应用也是十分广泛和有效的。通过对体质的辨识，可以为不同体质的人群，提供个性化的美容方案和预防疾病措施。中医体质理论的应用不仅可以实现个体定制的美容效果，还可以在健康维护、疾病预防等方面发挥积极作用，是中医美容的核心思想和实践手段。

中医美容具有综合治疗和个性化定制等优势，符合现代人对于健康和美的追求。中医美容在对身体内外的整体调理、中医体质理论的应用和美容方案的制订等方面，都为保持身体健康和提升外貌美提供了有效的途径。

在这个多元的世界中，人们对美好的需求各不相同。有人想拥有白皙的肌肤，却始终找不到适合自己的美白方法；有人想要柔软光滑的皮肤，但却经常面临干燥和皱纹的困扰。这些问题并不会对外在美产生严重的损伤，却会给人体的生理状态和心理带来困扰。如阴虚体质之人，皮肤以干性为多，粗糙，容易生皱纹，常自觉口干，两颧潮红，手脚心热，大便燥结，易患虚劳、失眠、大便不调等损美性疾病……可以看出，体质是决定人体健康内在的重要因素，也是各种损美性疾病产生的"土壤"。当机体处于各种因素的综合作用下，这种重要因素就会被激活，并导致损美性疾病的发生。因此，如果想要获得健康美丽，就需要从改善自身的体质入手。

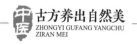
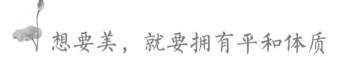

想要美，就要拥有平和体质

我们看到很多经常运动的人，往往精神饱满，面色红润有光泽，精力充沛，而且体型较好，肌肤又有弹性，这样的人大多就是我们想要的平和体质。平和体质是一种阴阳平衡不偏颇的体质类型，阴阳平和是真正健康的状态。平和体质所散发的正是有精气神的美，皮肤白里透红或者红黄隐隐，身形不胖不瘦，正好完美。

阴阳平衡的健康状态

平和体质的人从中医上讲是阴阳平衡，阴阳的作用都很正常。阴具有滋润的特性，对皮肤具有滋养作用，而阳能推动气血的正常运行，同时阳有温热的特性，对皮肤起着温暖保护作用。阴阳和则身体内各脏器运行调达，气血生成和运化也正常，逆之则乱。皮肤作为人体最大的器官，直接感受自然的阴阳变化，当然也必须顺应阴阳变化。健康的肤色离不开阳气的温煦和濡养，阳气充足则皮肤健康有光泽。良好的肤质离不开阴津的滋养，补益阴津是保养阳气之外另一个重要的养生原则，皮肤的养护必须保其津才能有所充养，因为津液充盈则皮肤充化有物，肤质才会柔润而有弹性。平和体质常常表现出皮肤润泽等阴阳平衡的健康状态。

气血调和好气色

气血是一个人健康与美丽的基础，人体气血充盈本身就可起到美容的作用。只有气血充盈、各脏腑功能正常，才能维持整个人体正常的生理功能，为人体的健美提供保障，塑造整体美态。机体脏腑气血功能正常是皮肤和形体正常的主要决定因素，脏腑气血旺盛则皮肤红润有光泽、肌肉坚实丰满、头发浓密柔顺。脏腑气血调和是养肤的内在本质，平和体质就是人体气血旺盛的健康状态，因此，平和体质的人群往往皮肤润泽，容颜姣好。

如何拥有平和体质

要想拥有平和体质，首先要保持平和的心态，养生先养心，保持好心情才能让人体气血运行顺畅。起居方面，要顺应大自然的早晚变化，最好白天顺应阳气上升则工作，晚上顺应阳气收敛则休息。同时要尽量顺应四时的阴阳变化规律来养生。养成良好的运动健身习惯，可根据个人爱好、耐受程度及四季寒热温凉的不同，选择运动健身项目。平时在膳食平衡的基础上还应注意气味调和，根据不同的季节选择适宜的食物，维护机体的阴阳平衡，保障健康。同时注意戒烟限酒、不要熬夜。

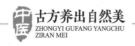

内调外养，天然古方

内调

杞子酒

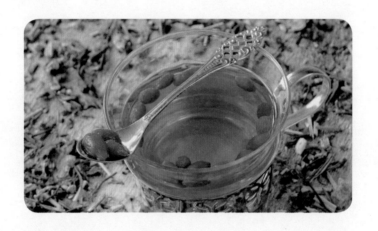

【组成】干枸杞子500克，生地黄300克，火麻仁500克。

【制备方法】先将火麻仁捣碎、蒸熟、摊凉，与捣碎的生地黄、干枸杞子拌匀放入纱布或棉布中，以5升酒浸渍，密封存放于阴凉干燥处，春夏放置7日，秋冬放置14日。

【使用方法】适量饮用。

【主治功能】补益肝肾。

【方药解说】枸杞子能补肝肾，益精血，而精可生血，血液充盛，充盈于面则面部荣润不衰。再与补中益气的火麻仁、凉血补血的生地黄配伍，气血双补，可谓锦上添花。

外养

加味香肥皂方

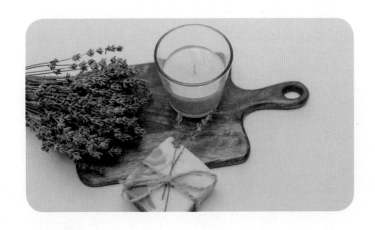

【组成】檀香、木香、丁香花瓣、广零陵香、皂荚、甘松、白莲蕊、白僵蚕各20克，冰片3克，红糖水适量。

【制备方法】上药研为细末，以红糖水调和。

【使用方法】将香药肥皂涂抹于身上，稍顷以水洗之。

【主治功能】洁肤去垢，香身辟秽。

【方药解说】檀香、丁香花能够除臭祛斑、美容养颜，木香能够行气止痛，甘松可以洁齿香口、洁肤香身，白莲蕊使皮肤由黑变白，皂荚能够治疗痤疮等，冰片能够辟秽化浊。

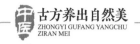
美丽小贴士

要想养成平和体质宜保持平和的心态，就要形成良好的运动健身习惯，在饮食调养方面应保证膳食平衡，食物多样化，粗细合理搭配，多吃五谷杂粮、蔬菜水果，少食过于油腻及辛辣的食品，不要过饥过饱，也不要进食过冷过烫或不洁净的食物，注意戒烟限酒。

 皮肤松弛、面色发黄的气虚体质

气是我们身体生命活动的原动力，能够支持每个人的日常活动，从早到晚，从生到死。有些人身体的肌肉松软，面色黄暗，爬上三层楼就会气喘吁吁，这是典型的气虚体质者，也被形象地称作"气短派"。这类人的讲话声音通常很轻，总感觉上气不接下气，气不足以支持他们的活动。他们还容易出虚汗，稍微进行一点儿体力劳动就会感到累。因为身体防御能力下降，所以他们容易感冒，而且病情缠绵，难以痊愈。

气虚体质都有什么表现

气虚体质是身体元气不足，以气息低弱，机体、脏腑功能状态低下为主要特征的一种体质状态。主要表现为肌肉不健壮，平时语言低怯，气短懒言，肢体容易疲乏，精神不振，易出汗，舌淡红，舌体胖大、边有齿痕，脉象虚缓。面色偏黄或㿠白，目光少神，口淡，唇色少华，毛发不华，头晕，健忘，大便正常或有便秘但不结硬，或大便不成形，便后仍觉未尽，小便正常或偏多。气虚体质的人皮肤容易松弛，面色也往往是发黄的。

气虚体质是如何形成的

我们说体质的形成是先天后天共同作用的结果，父母给你的禀赋好你就在起跑线上赢了，一般要比禀赋差的体质稍强，但是也别忽视了后天的作用，后天努力"逆袭"的也大有人在。一些人天生元气不足，例如，父母体质虚弱，或早产等，就会柔弱、易生病。除此之外，后天的饮食和生活习惯也会对身体产生影响。例如，不当的人工喂养、过度偏食等，都可能导致孩子体质虚弱。元气充足是保持身体健康和活力的重要基础，对于孕育健康的宝宝来说尤为重要。因此，夫妻双方在孕前，应尽可能将自己的身体调整到最佳状态，使孩子的健康状况更佳。

中医有句话叫"劳则气耗"，指的是过度劳累会导致气的消耗过度。工作狂往往过度劳累，若同时没有及时补充所需营养元素，就会导致身体逐渐衰弱，像破洞的气球一样慢慢缩小。很多人有这样的体验，当工作繁忙或精神紧张时，身体会变得疲惫不

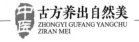

堪，免疫力下降，容易生病。然而，长时间处于过于安逸的状态也不利于身体健康。中医有"久卧伤气""久坐伤肉"之说，久坐不动或者长时间懒卧，身体容易失去活力和力气。人体需要适量的运动才能产生足够的热量，从而支持阳气升发。脾主四肢肌肉的功能，只有当气血运行通畅，营养得到充分补充时，四肢肌肉才不会变得酸软无力，减少动辄气喘吁吁、汗出不止的现象。对于久病的人来说，一旦得了大病或做了大手术，即使已经恢复，也很难回到健康状态。因此，改善气虚体质是非常重要的。同时，平时养生也很重要，可以通过均衡营养、适度运动、改善睡眠等方法来提高身体素质。

气虚体质会如何影响美

气虚体质造成的损美性问题主要表现在由于气血不足不能营养肌肤所致的皮肤、肌肉松弛和色泽无华。如气血不足，不能上荣于面，则会表现为面色黄、无光泽。气血不足引起肌肉松弛，则会出现皱纹、乳房下垂等。

气虚体质的辨识及调体法则

气虚体质辨识的关键是这几个方面：平素易乏力，倦怠少气，性格内向，不爱说，不爱动，更容易患感冒、内脏下垂等疾病，病后康复缓慢。

因此，气虚体质美容调体的总原则是益气固本，要补中益气培元，而且要打持久战。把消耗的能量补充起来，这样才能使能量的支出与供给处于一个平衡状态。

气虚体质调体法则：对于气虚体质者，应以培补元气、健脾养颜为法，常用补中益气汤等，令元气内充，升阳养颜，以改善面色无华、肌肉松弛等。

内调外养，天然古方

内调

红颜酒

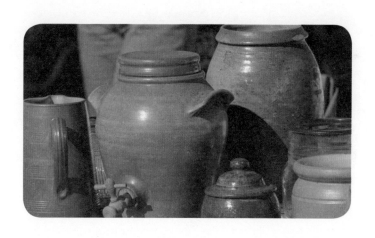

【组成】胡桃仁、大枣、白蜜各200克，酥油100克，杏仁50克。

【制备方法】胡桃仁、杏仁泡去皮并将杏仁煮四五沸晒干，

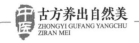
将白蜜、酥油溶于一坛烧酒内，随之将另三种食物入酒内浸3～5日。

【使用方法】每日早、晚各服20～30毫升。

【主治功能】适用于元气不足之容颜无华者。

【方药解说】胡桃仁可以润肺、定喘、补肾，还可以强健筋骨，同时还有润肠通便的作用。大枣可以滋润肌肤，益颜美容，防止脱发，补气养血。杏仁可以润肺清火，排毒养颜，是一种非常好的美容材料，长期服用可以消除色素沉着，祛除斑点，加上白蜜的补中益气的作用，使面色红润有光泽。

外养

天葵美容脂

【组成】天葵子、白蜜各适量等分。

【制备方法】天葵子蒸后晒干，去皮研细，用白蜜和匀。

【使用方法】每晚洁面后敷之。

【主治功能】适用于面色无华、不光洁者。

【方药解说】天葵子具有清热解毒、利水消肿、活血散瘀的功效。常用于治疗痈肿疔疮、瘰疬等。能提高人体的免疫力，调节内分泌功能。白蜜，味甘、平，有定惊、安五脏、补中益气、止痛解毒、调和诸药的功效，经常用于气血不足引起的失眠、头晕健忘、自汗、大便秘结等症状，可以日常调水服用。二者涂面，可以使面部有光泽。

美丽小贴士

气虚体质要培补元气，健脾养颜，平常应多食益气健脾的食物，如粳米、糯米、小麦、大枣、蜂蜜等；气虚体质者可食用的美容药膳有人参粥、人参莲肉粥、黄芪炖母鸡、大枣粥、山药粥、薏苡仁粥、黄芪粥等。慈禧太后就是气虚体质，她的美容养颜之法就是经常含人参，增补元气。

皱纹丛生的阴虚体质

提到阴虚，我们可能首先想到的是阴虚火旺的更年期女性，她们往往两颧潮红，五心烦热，脾气暴躁。确实，更年期女性多为阴虚体质，这也是机体衰老的一种表现。女性常给人以温柔、柔弱的印象，我们经常说女人是水做的，因此也常用"冰肌玉骨""冰清玉洁"等词来形容女性。女人一生都要经历经、带、胎、产。从青春期到更年期，月经贯穿于女性的几十年生活里，给女性带来了多方面的生理影响。到了育龄期，女性还要经历生育、哺乳的过程。而这些过程都要消耗体内的血液，以血为基础的阴液被不断消耗，久而久之，阴便不足了，所以女人更容易阴虚，形成阴虚体质。缺少阴液容易使皱纹丛生，人也老得快。

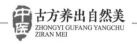
阴虚体质都有什么表现

我们所说的阴虚体质主要是指体内津液精血等阴液亏少，以阴虚内热为主要特征的体质状态。一般这类体质的人体形偏瘦，容易出现手足心热、潮热等如同更年期综合征的一些表现；还会口燥咽干，鼻微干，喜冷饮，大便干燥，尤其皮肤干；舌红少津，脉细数；性情急躁，外向好动，活泼；易患虚劳、失精、不寐等；感邪易从热化；耐冬不耐夏，不耐受暑、热、燥邪。总的来说，就是"干"和"热"的一系列症状。

阴虚体质是如何形成的

阴虚体质的形成，既有天生不足的因素，如母亲怀孕期间体质柔弱，或高龄受孕，或早产等情况，也有后天营养失衡的因素，如过度嗜欲、过度疲劳及消耗阴液的其他不良习惯等。此外，强紫外线辐射、季节变化等外部因素也会对人体产生影响。如今，许多年轻人生活节奏快，压力大，不断应对烦琐的工作，这种过度思考和压力过大的状态，对身体特别是精力的消耗非常明显。此外，长时间熬夜、睡眠不足，以及爱好辛辣刺激的口味，体内阴液大量消耗，也容易形成阴虚体质。

饮食方面尤为重要，经常食用油炸、烤制、辛辣食物等热性食物，容易助长人体的湿热，消耗大量阴液，从而导致阴虚体质。孕妇在妊娠期间，如果饮食上不加留意，过度食用烤制和辛辣食物，体质就会发生变化，从而引发火邪、燥邪消耗阴液。这些会影响胎儿在胚胎发育期间的正常生长，从而导致胎儿阴虚体质的形成。

阴虚体质会如何影响美

有的人阴虚了，水不足了，主要表现在口干、口渴、皮肤干，还总是便秘、失眠等，这些都是造成早衰的重要原因。俗话说"女人是水做的"，一旦身体的津液不足了，各种"干"的症状就出来了。其中便秘使得排泄物不能及时排出，在体内堆积，自然人的内环境就不干净，从而影响气血运化，使人体得不到阴津精华的滋养，反而被糟粕影响。经常睡不好、长期失眠的人，机体免疫力低，人也容易衰老。阴虚了，阴液亏少了，滋润濡养机体的功能也降低了，水严重不足后出现一派燥象，性情急躁、易暴躁发火，可能给人留下不好相处的印象。久而久之，加上机体生理机能减退，阴虚体质者则会提早进入更年期。另外，阴虚体质的人还可能会出现过瘦的情况。

阴虚体质的辨识及调体法则

阴虚体质的人普遍偏瘦，平时容易口燥咽干，手足心热，鼻微干，口渴喜冷饮，大便干燥，面色潮红，有烘热感，口臭，易生口疮，目干涩，视物昏花，唇红微干，眩晕耳鸣，性情急躁，

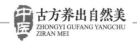

外向好动。皮肤明显偏干，易生皱纹，肤色苍白或潮红，易出现雀斑、黑眼圈、白发等。阴虚体质的人常失眠多梦，舌红少苔，脉细或细数。

阴虚体质调体法则：滋补肾阴，壮水制火。

内调外养，天然古方

内调

黄精冰雪丸

【组成】生黄精30克，生地黄12克，白蜜15克。

【制备方法】生黄精、生地黄取汁，与白蜜混匀，慢火熬稠至可制成丸剂，如花生仁大。

【使用方法】每服1丸，以温酒研丸服之，每日3次。

【主治功能】补肾健脾，润肺生津，滋养容颜。

【方药解说】黄精通过上滋肺阴，中健脾气，下补肾精，达到了润肤、乌发、靓颜的目的。通过滋补肺阴，达到为机体补水的效果；通过健脾益气，生化气血，达到使肌肤红润的目的；通过补益精血，达到亮泽容颜、乌须黑发的目的。尤其是通过补肾填精，充实肾元，起延缓衰老、轻身延年之作用。生地黄能清热凉血，养阴祛斑，乌发固齿。二者调服可达到养颜润肤的效果。

外养

桃仁洗面方

【组成】桃仁、粳米饭浆水各适量。

【制备方法】桃仁浸泡去皮，用粳米饭浆水研细，绞取汁。

【使用方法】以汁洗面。

【主治功能】祛风，令面光润。适用于面部肌肤不润。

【方药解说】桃仁是一种中药材，有抗炎止痛、润燥滑肠、活血祛瘀的作用。桃仁洗面有活血祛瘀、美容养颜的作用，可使面部光滑柔润。

美丽小贴士

　　阴虚体质的人美容要滋补肾阴，壮水养颜。应多食滋润养阴的食物，如粳米、猪肉、兔肉、牛乳、鸭肉、禽蛋、枇杷、桑葚、杨梅、菠萝、香蕉、葡萄、芝麻、百合等。美容药膳可选用枸杞子或石斛泡茶长期饮用，或食用山萸肉粥、天门冬粥、枸杞子肉粥、百合鸡子黄汤等。

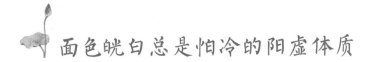

面色㿠白总是怕冷的阳虚体质

　　现在生活条件越来越好，生活质量越来越高了，父母对孩子的溺爱也越来越严重了。现在的小孩想吃什么，父母能买就买。

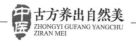

孩子想吃雪糕冰棍，就给他吃，而且一吃就很多，久而久之，寒气内侵，损伤孩子的脾胃，时间久了，自然脾阳受损，变成阳虚体质了。如果是女孩子，就可能出现痛经，整个人的气色也会不好，即使皮肤白也是不健康的皖白。

阳虚体质都有什么表现

这类体质的人机体阳气不足了，就是没有"小太阳"了，我们机体失了阳气的温暖，神也不足了，所以就会精神不振，睡眠偏多。阳气亏虚，肌肤毛孔不牢固了，经常开放，就出现掉头发，容易出汗。阳气可以温暖机体，还可以促进水液代谢，只有气运行，水才可能流动。机体阳气不足了，就没有力气进行水液代谢，所以大便经常稀溏，小便又清又长。

我们经常说白脸丽人，脸白了好看，虽然阳虚的人脸色一般就比其他人偏白些，但并不是健康的白，而是没有血色的白，所以并不是真正的美。我们还可以看到这种体质的人肌肉比较松软，软绵绵的。平时最主要的表现包括怕冷，手脚冰凉，喜欢吃热的东西，不能吃寒凉的，精神状态都不怎么好，懒洋洋的，爱睡觉，睡8个小时都不够；一般舌淡、胖，边上还有齿痕，舌苔比较润；面色发白，眼睛看上去晦暗，口唇颜色是淡的，不红润，头发大把大把地掉，经常出汗，汗出得比一般的人多，大便大都是稀的，小便颜色清，量多；平时受不了寒凉，喜欢过夏天，不喜欢过冬天。

阳虚体质是如何形成的

平时经常喝冰冻饮品，经常熬夜，冬天不穿袜子等不良行为都会导致阳气损伤。冰镇饮品最易损耗人体的阳气，在中医里寒属阴，阴盛则伤阳。还有很多年轻人也阳虚。随着人年龄的增大，体内阳气会逐渐减少，但是年轻人为什么会阳虚？这和年轻人经常熬夜有关系。熬夜伤阴，更伤阳。自然界存在生长收藏，人体有气机的升降出入，晚上是阳气收敛的时候，若此时人体不休息，阳气自然被一天天地消耗。阳气好比天上的太阳，阳气衰减就是生命力的衰减，生命质量也越来越差。久而久之，形成一种阳虚体质，我们身上的"小太阳"被遮住了，身体就会出现一些畏寒的症状。

不少南方人有一个共同的生活习惯，就是无论春夏秋冬，都喜欢穿拖鞋，甚至在冬天也不穿袜子。由于现代社会多元化，生活便利，很多南方人到北方求学、工作、生活，但是长达十年甚至几十年的生活习惯往往难以改变，所以即使在冬天也时常赤脚。但是这种习惯性行为不仅会损伤人体的阳气，也很容易让寒气从脚底进入人体，增加了形成阳虚体质的风险。

此外，一些人为了保持身材而过度抑制肉类食品的摄入，热量摄取不足，长时间这样下去，身体所需的阳气就得不到满足，

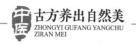
使得阳虚体质更容易形成。加之，很多女孩子出于美观等方面的考虑，喜欢穿得较少，即使在空调环境下也穿着薄衫、吊带等服装，又不愿意在户外活动或晒太阳，导致身体无法获得阳气补充，最终使得阳虚体质逐渐形成。

阳虚体质如何影响美

有的人阳气虚了，主要表现在十分怕冷，还怕风，久而久之，出现关节痛、咳嗽、泄泻。阳气虚了，阳气的抵御能力也就不足了，一旦风邪、寒邪、湿邪侵袭了我们机体，三种所谓的邪气就极易合在一起，引发痹症，就是关节僵硬不舒服。不通则痛，关节也开始疼痛了。阳虚还有一种重要表现就是在消化系统，比如脾胃出现阳虚了，脾胃的消化功能就差了，这样我们吃了东西以后消化系统就不能很好地吸收食物里的营养物质，更不能供应到全身各个脏腑了。吸收消化不了了，这些东西就混杂在一起，从消化道出来，就发生泄泻了。此外，机体阳气虚了，就没有力气推动水液的运行，这些水液在体内潴留会引起水肿。随着年龄的增大，阳气逐渐虚弱，阳虚体质的人会出现一些瘀、阻、滞的现象。阳虚体质的人不仅气色不好，还总是怕冷，另外不是痛经就是其他部位疼痛，自然也就不可能实现健康美了。

阳虚体质的辨识及调体法则

常见肌肉松软不实。平素畏冷，手足不温，喜热饮食，精神不振，舌淡胖嫩，脉沉迟。性格多沉静、内向。易患痰饮、肿胀、泄泻等，感邪易从寒化。耐夏不耐冬，易感风、寒、湿邪。

阳虚体质调体法则：补肾温阳，益火之源。

内调外养，天然古方

内调

纯阳红妆丸

【组成】补骨脂、胡桃肉各120克，莲子30克。

【制备方法】上药研细，用酒拌匀制成丸剂，如梧桐子大。

【使用方法】每服30丸，空腹以酒送下，每日1次。

【主治功能】温肾助阳，悦泽容颜。

【方药解说】补骨脂可以减少皱纹和细纹，改善色素沉着，减轻炎症，对抗痤疮，改善皮肤紧致度和增加胶原蛋白。胡桃肉可以起到美容养颜、抗衰老的功效和作用。莲肉可以滋养身体，还能美容养颜，促进皮肤细胞再生，也能防止皱纹和色斑生成，另外莲子还能清热去火，更能解毒，能加快身体内有害物质排出，可防止有害物质对人类皮肤产生伤害。因此，此方具有悦泽容颜的作用。

外养

艾叶生姜浴

【组成】新鲜艾叶50～100克（干品25～50克），生姜25克。

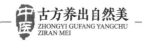
【制备方法】生姜切片，二药用水煎5~10分钟。

【使用方法】煎汤冷却至适宜温度即可洗浴。

【主治功能】温补阳气。

【方药解说】艾叶温经止血、散寒止痛，生姜性温热，味辛，温补阳气，两者共用可以促进血液循环，提高身体免疫能力，有利于身体健康，能有效地调理身体。

美丽小贴士

总的来说，阳虚体质的人饮食要温热，忌寒凉，起居要保暖，运动要避风寒。在美容方面也有适合阳虚体质的独特方法，主要遵循温阳补肾、益火养颜的美容原则。可适当服用金匮肾气丸、右归丸、还少丹等。应多食温性食物，如高粱、牛肉、狗肉、羊乳、鳝鱼、带鱼、虾、韭菜、辣椒、芫荽、葱、蒜、栗子、核桃等。美容药膳可选用韭菜粥、胡桃仁粥、苁蓉羊肉羹、枸杞子酒、当归生姜羊肉汤等。

皮肤总是痘疹不断的湿热体质

有的人认为长痘不一定是坏事儿，说明还年轻，还有长"青春痘"的"本事"，所以就有了"青春不在痘还在"之说。其实长痘是因为体内的湿热过重，里面又不"通风"，它们只好变成痘子往外挤。千万不要以为用香皂洗脸，用一些外抹的东西，就能让"油痘"消下去且不再重生。痘痘复发，是因为这些痘痘的根在体内，湿热是痘痘复发的根源。而且这种体质的人偏爱吃辣，越吃辣体内湿热就越重，痘就越多。

湿热体质都有什么表现

湿热体质是以湿热内蕴为主要特征的体质状态，系先天禀赋，或久居湿地、偏食肥甘，或长期饮酒，或湿热内蕴。主要表现为平素面垢油光，易口苦口干，身重困倦，易生痤疮，舌质偏红，苔黄腻。体偏胖或偏瘦，心烦懈怠，眼睛红赤，小便短赤，男性容易阴囊潮湿，女性易白带增多发黄，脉象多见滑数。性格多急躁易怒。易患疮疖、黄疸等病症。对潮湿环境或气温偏高的气候，尤其夏末秋初，湿热交蒸的气候较难适应。一张冒油的脸和满脸的痘痘是该体质的明显标志，我们称这种体质的人为"长痘派"。

湿热体质是如何形成的

湿热体质的形成，既有先天禀赋的因素，也与环境因素密不可分。随着经济的不断发展，环境污染日趋加剧，同时温室效应也成为日益严重的问题，这些因素对人类的健康造成了巨大威胁。这些因素导致气候趋向阳气旺盛，从而助长了环境中的阳

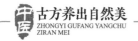
气。地域方面，像广东等南方地区，由于气候原因，湿热体质的人较为普遍。在室内小环境方面，各种制冷设备（如空调和冰箱等）的广泛使用虽然方便了我们的生活，但同时也会对身体产生不良影响。夏季是阳气最旺盛的季节，人体本应多排泄汗液来散发体内的热量，但长期处在凉爽舒适的空调环境中，阳气不能宣泄，难以排出的汗液只能聚积在体内，形成痰湿，进而化为湿热，日久不散，就更容易形成或加重湿热体质。

随着人们生活水平的提高，中国人的饮食习惯也有了很大的变化，肥甘厚腻走向普通人家的餐桌，各种辛辣的食物也风靡各地，这样的饮食习惯也是导致湿热体质形成的重要原因。事实上，各民族、各地区的饮食习惯与其地理环境是相适应的。如四川人喜欢吃辣椒、湖南人多食胡椒，都是受当地气候条件影响的，吃这类的食物都是取其辛温化湿、醒脾开胃的作用，而对于其他地区的人来说，就不那么适合了。优裕的生活使人们有精力、有能力进补。各种保健食品和补药充斥市场，其中大多是偏于温热的滋腻之品。但现代人已经摄入了过多的肥甘厚腻，加上体力活动减少，往往热量过剩，此时滥补误补，无异于火上浇油，酿生湿热，久则形成湿热体质。

烟是辛热之品，长期吸之易于助阳生热；酒为熟谷之液，性热而质湿，堪称湿热之最。吸食太多香烟易生痰浊，长期嗜烟的人多有吐浓浊痰液的现象；长期嗜酒的人也会出现倦怠脘闷、头目不爽、口干口苦、舌苔厚腻等现象，这些都是湿热体质的典型特征。

湿热体质会如何影响美

湿热体质的人的损美性问题主要集中在湿热蕴结熏蒸所致的皮肤问题以及体味异常。这类人常常会出现皮肤油腻、痤疮、口臭、口腔溃疡、黄褐斑、脱发等损美性问题。湿热体质人群，面部易生油垢，阻塞毛孔，从而诱发痤疮。湿热体质者，因湿热熏蒸于上，可见头发稀疏，头皮脂溢过多、瘙痒，头屑细腻橘黄。湿热熏蒸，如同发酵的草垛子一般，会导致口腔异味。湿热体质是体内有了多余的湿和热，湿与热在一起，就如同油和面裹在一起，胶结缠绵，就像夏季的桑拿天，湿热交蒸，使人感觉非常不舒服。

尤其到了长夏季节，外界气候影响到人体，加重原有湿热情况，此时内体环境不清洁，又湿又热，湿热氤氲，排泄不畅，反映在体表，就会表现为皮肤油腻，尤其是面部和鼻尖总是油光发亮，还可能出现脂溢性脱发，迷糊犯困，痤疮，皮肤瘙痒，口干口臭或嘴里有异味，小便黄、味道大，大便黏、臭，总是有种排不干净的感觉，身重困倦，身体有异味，等等。他们多性格急躁易怒，对又潮又热的气候较难适应。如果不从根本上改善湿热体

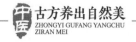
质的状态，单纯靠敷敷面膜、做做美容或者嚼嚼口香糖，以上问题不会得到解决。湿热体质的人美容需要内外兼养。

湿热体质的辨识及调体法则

湿热体质表现为面部或鼻部有油腻感，容易生痤疮或疮疖，感到口苦或嘴里有异味，大便黏滞不爽、有排不尽的感觉，容易急躁，舌质偏红，苔黄腻。易患脂溢性脱发、痤疮、酒渣鼻等。

湿热体质调体法则：祛除湿浊，清泄相火。

内调外养，天然古方

内调

枇杷叶膏

【组成】鲜枇杷叶500克，蜂蜜适量。

【制备方法】将鲜枇杷叶去毛洗净，加净水400毫升，煮3小时至浓稠后，过滤去渣，兑入蜂蜜搅匀。

【使用方法】每日两次，每次服10～15克，开水冲服，7～10日为一疗程。

【方药解说】枇杷叶具有清肺止咳、和胃利尿、止渴的功效，蜂蜜起到滋润、营养、美白、淡斑的功效。因此，二者可清利湿热，达到美容的效果。

外养

清热止痒面药方

【组成】荆芥、薄荷、黄连各3克，僵蚕12克，海桐皮6克，冰片2克。

【制备方法】上药研末，浓茶调和。

【使用方法】敷患处。

【主治功能】清热、散风、止痒。

【方药解说】荆芥祛风洁肤，薄荷疏散风热、宣毒透疹、养颜润肤，黄连洁肤爽身，僵蚕美容祛斑，使皮肤恢复弹性和光泽，冰片抗炎、镇痛，因此，此方能够清热散风，使皮肤有光泽。

美丽小贴士

　　湿热体质的人应避免居住在低洼潮湿的地方，居住环境宜干燥、通风；不要熬夜、过于劳累，保持充足而有规律的睡眠；保持二便通畅；注意个人卫生，预防皮肤病变，如湿疹、疖疮等。湿热体质的人适合做大强度、大运动量的锻炼，如中长跑、游泳等，可以消耗体内多余的热量，排泄多余的水分，达到清热除湿的目的。夏天由于气温高、湿度大，最好选择在清晨或傍晚较凉爽时锻炼。饮食以清淡、清热祛湿为原则，可多食薏苡仁、绿豆、芹菜、黄瓜、

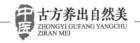

冬瓜、鸭肉等甘寒、甘平的食物。少食羊肉、狗肉、韭菜、生姜、辣椒、胡椒、花椒等甘温滋腻的食物及火锅、炸串、烧烤等辛温助热的食物。

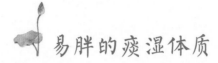

易胖的痰湿体质

怠惰是痰湿体质人的通病，不喜欢运动，不喜欢走路。过多的痰饮水湿沉积在体内，使身体就像一块浸满了水的海绵，人自然会觉得沉重乏力而怠惰。当代社会竞争激烈，人们工作条件改变，伏案时间较长，且长期久坐，导致人们运动不足，素体气虚，使人体气机不畅，日久生痰，渐成痰湿体质。

痰湿体质都有什么表现

痰湿体质是由于水液内停而痰湿凝聚，以黏滞重浊为主要特征的体质状态。由于先天不足，或后天过食肥甘，痰湿体质的人多体型肥胖，腹部肥满松软。此外，这类人多见面部皮肤油脂较多，多汗且黏，胸闷，痰多。面色暗黄，眼泡微浮，容易困倦，口黏腻或甜，身重不爽，喜食肥甘，大便正常、不干，小便不多或微浑，平素舌体胖大，舌苔白腻，脉滑。痰湿体质的人性格一般比较温和，做事情不紧不慢，稳重恭谦，善于忍耐。

我们每天上班、下班的路上，在地铁里、商场里、学校里，经常会看到挺着大大啤酒肚的人，他们形体肥胖，往往伴有口黏、痰多等症状，是典型的痰湿体质之人。相较于其他人群，痰湿体质人群不仅更容易肥胖，还更易患糖尿病、高脂血症等代谢性疾病。

痰湿体质是如何形成的

痰湿体质的先天因素是各种体质中最显著的。先天因素主要包括两个方面，一方面是遗传自父母的体质类型。如果父母本身就是痰湿体质，那么他们的子女也很可能表现出痰湿体质的特征。另一方面，由于母亲在怀孕期间过分注重饮食营养，生怕影响胎儿的健康，因此出现了"肥胖儿"或"巨大儿"的现象。这不仅给母亲的分娩带来了困难，更给孩子的健康成长带来了不良影响。

此外，后天因素也是形成痰湿体质的重要原因。不良的饮食习惯和生活方式，如长期食用寒凉、甜腻、油腻的食品，不规律的生活作息，缺乏适当的锻炼和休息等，都容易导致痰湿体质的出现。

过食肥甘厚腻是造成痰湿体质的重要因素。肥甘厚腻的食物，往往都口感香浓，让人忍不住多吃几口，但是这些食物超出了脾的负荷，不能负荷的部分都变成了痰湿壅塞在身体里。口味

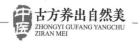

过咸同样是痰湿体质的诱因。因为食用过咸的食物，会造成水钠潴留，出现肥胖、水肿、高血压等问题。进食速度过快同样是形成痰湿体质的因素之一。食物以很快的速度到达胃部，这不仅使大脑不能及时得到胃部饱胀感的信号，使人不知不觉吃得更多，还会大大损伤脾胃的运化能力，造成津液代谢障碍，痰湿积聚。

与痰湿体质密切相关的脏腑，一个是脾，另一个是肺。脾主运化，一是运化精微，是人吃进去、喝进去的营养物质，经过脾的作用，可以把这些精微物质输送到全身，人才有结实的肌肉、强健的身体；另一个是运化水湿，是把身体里多余的水、湿、痰等废物运化掉，使其不会积聚在体内对人形成危害。前者主要与前面提到的气虚体质相关，后者与痰湿体质关系密切。当脾运化水湿的功能不能正常发挥时，就会出现人体的水液代谢障碍，表现为身体水肿、痰多、身体沉重等。因此，中医有"脾为生痰之源"的说法。外界环境偏于潮湿，人进食太多肥甘厚腻的食物，都会造成脾的运化功能减退，使痰湿内生。痰湿内生，阳气内困，不易升发，所以痰湿体质的人一般性格偏温和，稳重恭谦，善于忍耐；体内痰湿偏盛的人，对外界的梅雨季节、潮湿环境适应能力差，易患与湿有关的疾病。"肺为贮痰之器"，指的是肺就像盛放痰浊的器皿，常常会受到痰浊的侵袭，导致痰浊停聚在肺部，出现胸闷、咳嗽、痰多等症状。痰湿体质一个很重要的表现就是大腹便便。为什么单单是肚子胖呢？中医认为，主要是脾气运化功能衰弱导致营养物质"堆积"而形成的。

痰湿体质会如何影响美

痰湿体质对外在美的影响，主要表现在痰湿堆积和溢出导致的身体肥胖、肌肤壅滞等方面。由于痰湿体质的人体内代谢废物较多，多余的水、痰、湿等物质在皮下堆积或溢出，往往导致油性皮肤、肥胖、眼袋、痤疮、体臭等外在问题。解决这些问题需要疏通淤积、引导排出体内多余水液和代谢废物，同时，也要依据个体情况寻找问题的根源，如脾和肝的相关问题，要从内部调理身体健康。

因此，痰湿体质损美性疾病的总治疗原则是健脾疏肝、化痰祛湿。

痰湿体质的辨识及调体法则

腹部肥满松软，感到身体沉重不轻松，额部油脂分泌多，上眼睑比较肿，嘴里有黏黏的感觉，舌苔厚腻，脉滑。对于痰湿体质者，应健脾化痰，泻浊养颜，常用化痰祛湿方，使痰湿得消，身轻体健。

调体法则：健脾益气，化痰祛湿，活血消脂。

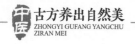

内调外养，天然古方

内调

鲫鱼赤小豆汤

【组成】鲫鱼约500克，赤小豆50克，食盐适量。

【制备方法】将鲫鱼去腮，净膛，洗净备用。将赤小豆填入鱼腹，将鱼腹缝合，用水煮至烂熟，以少许食盐调味即成。

【使用方法】佐餐食用。

【主治功能】补脾和胃，利水消肿。

【方药解说】方中鲫鱼味甘，性平，入脾、胃、大肠经，具有健脾、开胃、益气、利水、通乳、除湿之功；赤小豆味甘、酸，性平，入心、小肠经，可利水除湿、和血排脓、消肿解毒。二者相配，共奏补脾和胃、利水消肿之功。

外养

杏仁膏

【组成】杏仁50克，瓜子、白芷各30克，白蜡90克，植物油0.5升。

【制备方法】杏仁泡去皮，除白蜡外，三药研细，加入植物油，以小火煎约1小时至稠凝，加入白蜡，搅匀。

【使用方法】每日涂于面部。

【主治功能】令肌肤光白润泽。

【方药解说】杏仁可以润肺清火，排毒养颜，是一种非常好的美容材料。白芷外用能够祛风、除湿、消肿，美容功效和美白作用明显。

美丽小贴士

痰湿体质者嗜睡，所以应适当减少睡眠时间，不要过于安逸，晚上睡觉枕头不宜过高，防止打鼾加重。应多进行户外活动，以升发阳气，通达气机。痰湿体质的人美容需要健脾化痰，泻浊养颜。饮食以清淡为宜，可多食化痰降脂的食物，如海藻、海带、黄瓜、丝瓜、冬瓜、萝卜、芥菜、桂花等食物，并少食猪肉、猪油及其他一切滋腻的食物。美容药膳可选用山楂汤、荷叶薏苡仁粳米茶、橘皮粥、燕麦粥等。

色斑不断的血瘀体质

总有那么一些人，为了脸上的色斑而烦恼，还有的人又同时饱受痛经的烦恼，那么这些人就需要了解一下血瘀体质，所谓"有斑必有瘀""不通则痛"，如果把血液比作身体里的河，斑点、痛经就是因为小溪、河道里有淤塞的地方，所以色斑只是通过外部的美白很难根治，痛经只用止疼片也无法从根本上解决问题，就更无效了。如果你的身体经常莫名出现瘀青，就更要留意

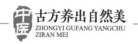

一些，它可能与很多种疾病有关。

血瘀体质都有什么表现

血瘀体质是指体内有血液运行不畅的潜在倾向或瘀血内阻的病理基础，并表现出一系列外在征象的体质状态。系先天禀赋，或后天损伤，忧郁气滞，久病入络。一般面色晦暗，皮肤偏暗或色素沉着，容易出现瘀斑，易患疼痛，口唇紫暗，舌质暗或有点、片状瘀斑，舌下静脉曲张，脉象细涩或结代。眼眶发黑，鼻部暗沉，发易脱落，肌肤干，或有吐血等出血倾向，女性多见痛经、闭经，或经血中多凝血块，或经色紫黑有块、崩漏。血瘀体质者一般性情急躁，心情易烦，健忘。

在人体内，如果血行不畅，"瘀血不去，新血不生"，机体失去气血的濡养，就会出现形体消瘦，头发容易脱落。但是这里的脱发又不同于湿热体质的脱发，血瘀引起的脱发是因为营养不足，而湿热体质往往是因为营养过剩。另外还会出现肌肤发干，有的甚至形成成片鱼鳞状的肌肤甲错现象，脸上可能还会有钞票纹状的粗糙纹理。

因为不通则痛，血瘀体质的人常常会出现疼痛的症状，不同于气郁体质的人，血瘀体质人的疼痛位置一般比较固定，而气郁体质人的疼痛位置多不固定，呈窜痛，局部常有胀满的感觉。

血瘀体质是如何形成的

血液运行于脉中，是环流全身、具有营养作用的红色液体，同气一样，也是构成人体和维持人体生命活动的基本物质。脉是血液运行的通路，中医又称为"血府"。血依靠气的推动作用在脉中循环全身，往复运行，为脏腑、肢体提供养料，身体的各个部位才能得到营养和滋润。各种原因导致脉道不通，血液运行不畅，则会形成血瘀体质。

先天禀赋是血瘀体质形成的因素之一，而血瘀体质的形成也与后天因素密不可分。一些人经过严重的跌打创伤后，体内瘀血长期不能消散，久而久之也容易形成血瘀体质。长期的忧愁、郁闷，除了是气郁体质的诱发因素外，也是血瘀体质形成的重要原因。因为气与血的关系是并行并立的，气行则血行，气滞则血瘀。还有一种情况，那就是大病久病，也容易形成血瘀体质。中医讲"久病入络""久病必瘀"，凡病情缠绵、顽固不愈，都会导致气机不畅，影响血液运行，从而导致血瘀。就像是身体内的小支小流不够通畅，我们用活血化瘀的方法，就可以使其改善。

前面提到，血依赖气的推动才能够在脉中运行，它们之间的关系非常密切。"气为血之帅，血为气之母"，意思就是气是统率血的动力，血又是气获得能量的来源。如果气机郁滞，就容易

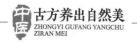
导致瘀血内阻，长期的忧愁、郁闷，除了是气郁体质的诱发因素外，也是血瘀体质形成的重要原因，气行则血行，气滞则血瘀。长期的忧愁思虑，导致气滞血瘀，面部出现黄褐斑，还易引起严重的失眠。反过来也是一样，血瘀体质的人大多具有气机郁滞的表现，比如性格内向，心情不悦，容易烦躁，健忘等。瘀血内阻，血不循经，就容易患出血、中风、症瘕、胸痹等病。

血瘀体质会如何影响美

血瘀体质主要是由血脉不畅、瘀滞肌肤而造成损美性问题。血液瘀滞不通，在人体则会表现出黄褐斑、雀斑、蝴蝶斑、老年斑、痤疮、黑眼圈等一系列损美性问题。血瘀体质就像身体的"河道"堵塞了，表现为皮肤常在不知不觉中出现乌青或青紫瘀斑（皮下出血）、面色晦暗，容易出现暗斑、面部钞票纹、口唇颜色偏暗，舌质暗，有瘀斑等。

血瘀体质的辨识及调体法则

血瘀体质胖瘦均见。肤色灰暗，色素沉着，容易出现瘀斑，口唇暗淡，舌暗或有瘀点，舌下络脉紫暗或增粗，脉涩。易烦，健忘。易患症瘕及痛证等。不耐受寒邪。

血瘀体质调体法则：活血祛瘀，疏利通络。

内调外养，天然古方

内调

黑木耳大枣糖水

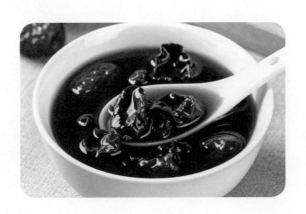

【组成】黑木耳（泡发）、红糖各30克，大枣20枚。

【制备方法】将黑木耳（泡发）、大枣洗净，放砂锅内加水适量煮30分钟，加入红糖拌匀。

【使用方法】代茶饮。

【主治功能】活血通经。

【方药解说】木耳味甘，性平，具有补气养血、润肺止咳、止血、降压、抗癌的功效。中医古籍称其"益气不饥，轻身强志"。红糖味甘，性温，具有补脾缓肝、和中助脾、活血散瘀的功效。大枣味甘，性温，能够补脾胃，益气血，安心神，调营卫，和药性，是"补中益气，壮心神，助脾胃，养肝血，保肺气，调营卫，生津之药也"。因此，此方具有活血通经的功效，适合血瘀体质的人食用。

外养

冬瓜膏

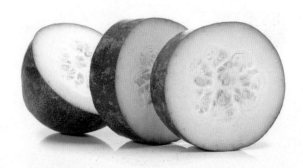

【组成】冬瓜1个，酒1000毫升，水500毫升，蜂蜜500克。

【制备方法】冬瓜去青皮，切片，入酒、水同煮烂，去滓过滤，再熬成膏。入蜂蜜再熬至稀稠适中，盛于瓷器内。

【使用方法】用时取栗子大小的膏体，调涂于面上。

【适用范围】面色变白。适用于颜面不洁、有黑斑或黄褐斑者。

【方药解说】冬瓜可以延缓女性衰老，美容养颜，利尿排湿。蜂蜜可以滋养身体，还能美容养颜，可促进皮肤细胞再生，也能防止皱纹和色斑生成，另外它还能清热去火，更能解毒，可以加快身体内有害物质排出，防止它们对人类皮肤产生伤害。因此，此方能够祛湿祛斑、美容养颜。

美丽小贴士

　　血瘀体质的人美容要活血祛瘀、通络养颜。
应多食具有活血作用的食物，如荞麦、蘑菇、木耳、紫菜、山楂、红酒、醋、玫瑰花、桂花等。美容药膳可选用丹参酒、玫瑰花酒、月季花茶等。《神农本草经》里记载桃花能"令人好颜色。"相传太平公主为美容祛斑，让人每年农历三月初三采桃花阴干，研为细末，七月初七收鸡血调和，用以涂面擦身。血瘀体质者作息时间宜有规律，保证足够的睡眠，可早睡早起多锻炼，注意动静结合，不可贪图安逸，加重气血瘀滞。

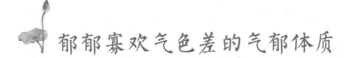

郁郁寡欢气色差的气郁体质

　　在现代社会中，人们面临各种压力和挑战，如工作压力、人际关系问题、经济压力等，这些都可能造成情绪的不稳定。长期处于这种状态下，身体会出现一系列反应，如情绪不稳定、心情低落、面色暗淡等现象。如果你也有类似的情况，那么你很有可能是郁郁寡欢、气色差的气郁体质。在面对这样的情况时，我们应该积极采取措施来缓解和改善自己的身心状态。通过改善生活习惯、调整饮食结构、保持积极的心态等方法，我们可以逐渐调节自己的情绪，改善气色，提升身心健康。同时，寻求专业的医生或心理咨询师的帮助也是一个明智的选择。他们可以提供更具针对性的建议和治疗方案，帮助我们走出情绪低谷，重拾快乐与活力。记住，关注自己的情绪健康是非常重要的，只有保持积极的心态，我们才能更好地面对生活中的挑战，拥有更加美好的未来。

气郁体质都有什么表现

气郁体质是因长期情志不畅、气机郁滞而形成的，以性格内向、不稳定、忧郁脆弱、敏感多疑为主要表现的体质状态。主要成因包括先天遗传、精神刺激、突受惊吓、所欲不遂、多思多虑等。气郁体质者多形体偏瘦。常见性格内向不稳定，忧郁脆弱，敏感多疑，对精神刺激适应能力比较差，平时面貌忧郁，神情时常烦闷不乐。可伴有胸胁部胀闷或走窜疼痛，多善太息，或嗳气呃逆，或咽间有异物感，或乳房胀痛，睡眠较差，食欲减退，容易受到惊吓，健忘、痰多，大便多干，小便正常，舌淡红、苔薄白，脉象弦细。易发抑郁症、脏躁、百合病、不寐、梅核气、惊恐等病症。对精神刺激适应能力较差，不喜欢阴雨天气。

有一群人常常将"郁闷"两个字挂在嘴边，没多大点儿事儿，就唉声叹气。这群人我们称之为"郁闷派"，也就是我们说的气郁体质。这种人常感到闷闷不乐，情绪低沉，容易紧张，焦虑不安，多愁善感，感情脆弱，容易感到害怕或容易受到惊吓，常感到乳房及胸胁部胀痛，常有胸闷的感觉，经常无缘无故地叹气，咽喉部经常有堵塞感或异物感，容易失眠。

气郁体质是如何形成的

人体会受到情志因素的直接影响。中医认为，情志包括喜、怒、忧、思、悲、恐、惊七种，它们是人体对外界客观事物刺激的不同反应，属于正常的精神活动范围。五脏六腑的气血阴阳，是人们精神活动的基础。反过来，人们的精神状态和七情变化，也时刻影响着脏腑气血的功能活动，从而影响着人的体质。所以说，精神情志，贵在调和。如果一个人的情志舒畅，精神愉快，那么脏腑经络就可以协调发挥作用，使气血调畅；如果一个人长期情志不遂或受到过精神刺激，超出了人体的调节能力，就会导致脏腑气血功能紊乱不畅。

比如工作压力大或者受到精神刺激，导致脏腑失调、气血运行受阻，就属于比较典型的气郁体质，以心情抑郁、敏感多疑、过度担心为主要特征。

我们这一生当中，或多或少都有抑郁的时候，跟领导吵架了，跟妻子或丈夫生气，跟同学、老师闹别扭，事业处于低潮期，理想被现实打击……有这么多的原因能让我们郁闷，但是为

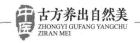
什么不是每个人都会得抑郁症，更不是每个人都有放弃生命的想法？大多数时候，我们能够从抑郁的情绪里走出来，因为没走出来的人多数是气郁体质，气郁体质的人在天桥的这端，抑郁症就在天桥的那端。近吗？一步一步地走过去很近。远吗？当你意识到并且转身的话，抑郁症就会离你越来越远。

气郁体质会如何影响美

我们知道美丽不仅仅是皮肤白皙、长相俊俏、身材苗条，更重要的是内在气质所散发出来的一种个人魅力，如果整天愁眉苦脸、唉声叹气，即使长得再漂亮也不会给人以美感，气郁体质就属于这种类型。此外，在痰湿体质中也提到，气郁容易引起肥胖。长期心情抑郁、精神紧张，久郁气结，体内就运转不灵了，吃进去的食物就不能转化成正常的气血了，它们拥堵在体内，就会导致肥胖。气郁体质调体美容的总原则是理气解郁。

气郁体质的辨识及调体法则

气郁体质者多神情抑郁，情感脆弱，烦闷不乐，舌淡红，苔薄白，脉弦。性格内向、情绪不稳定，敏感多疑。易患脏躁、梅核气、百合病及郁证等。对精神刺激适应能力较差，不适应阴雨天气。

调体法则：疏肝行气，开其郁结。

内调外养，天然古方

内调

茉莉茶

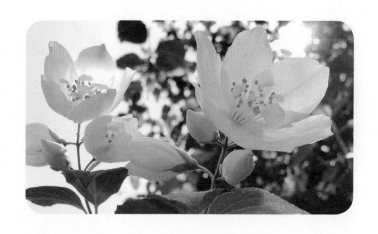

【组成】鲜茉莉花瓣50克，蜂蜜适量。

【制备方法】将鲜茉莉花瓣放入杯中，以沸水冲泡，温浸10～15分钟后加蜂蜜搅匀即可。

【使用方法】不拘时饮服。

【主治功能】芳香辟秽，行气解郁。

【方药解说】茉莉花味辛、甘，性凉，入心、肝经，可理气和中、开郁辟秽、清热解毒。蜂蜜味甘，性平，入脾、肺、大肠经，可补气润肺、健脑益智、和胃通便。二者相配，具有芳香辟秽、行气解郁之功，行气而不伤正。常服本方可使心情放松，情志舒畅。

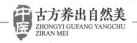
外养

玉肌方

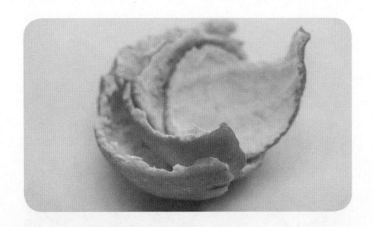

【组成】橘皮适量。

【使用方法】洗面或洗澡时，在面盆或浴盆中放入橘皮少许，或放入橘皮汁液少许。

【主治功能】润泽肌肤。适用于皮肤粗糙者，可使皮肤变得白腻细嫩。

【方药解说】橘皮具有理气化痰、健胃除湿、止吐、降低血压等功效。把少许的橘皮放进热水浸泡，用橘皮水洗脸、浴身，能够起到润肤、调理皮肤粗糙的作用，它有使润滑皮肤及除皱的功效，可使皮肤变得光滑、水润，解决脱皮的烦恼。

美丽小贴士

气郁体质，从心态上的改变是关键。舒缓心情，使紧皱的眉头舒展，方能展现健康之美。因此，气郁体质的人不要总待在家里，应尽量增加户外活动，如跑步、登山等。居住环境应安静，防止嘈杂的环境影响心情，同时保持有规律的睡眠。气郁体质者锻炼的目的是调理气机，舒畅情志。可坚持较大量的运动锻炼，有鼓动气血，疏通肝气、促进食欲、改善睡眠的作用。多参加群体性的体育运动项目，以便更多地融入社会。气郁体质的人美容需要疏肝行气，解郁养颜。应多食行气解郁的食物，如小麦、黄花菜、芹菜、百合、佛手、金橘、橙子、柚子、榛子、玫瑰花、绿茶等食物。美容药膳可选用百合粥、玫瑰花茶。

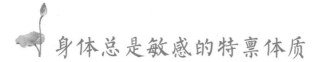

身体总是敏感的特禀体质

每个人的身体内都有一套复杂的免疫系统，或者说每个人自身都存在一种抵抗疾病的能力，就是抵抗力。比如，一个正常人接触花粉不会出现不适，机体的免疫系统在识别花粉颗粒之后，会认为这个是没有害的，把它当作"自己"人来看待，而不会启动免疫系统来针对、排斥它。出现过敏反应的人是由于自己的身

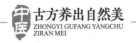
体过分敏感、反应过度，认为这个外来的物质是有害的，必然随时准备反击，目的是保护自己。因为大规模启动了身体内的免疫功能，所以身体就会出现鼻塞、流鼻涕、打喷嚏、流眼泪、皮疹等现象。同时对人体也产生了损耗。现代医学认为，过敏体质的人容易患过敏性鼻炎、哮喘、荨麻疹等，即西医所说的变态反应性疾病。

特禀体质（过敏性体质）都有什么表现

特禀体质表现为一种特异性体质，多指由先天禀赋、后天环境和药物因素等不同原因造成的一种体质缺陷，包括先天性、遗传性的生理缺陷，先天性、遗传性疾病，过敏反应，原发性免疫缺陷等。其中过敏性体质是在先天禀赋遗传的基础上形成的一种特异体质，在外界因素（空气中或单位、家里的某些东西）的作用下，自己的身体保护和适应力低下，反应性增强，这种敏感倾向对不同过敏原的亲和性和反应性因人而异，往往还有家族的倾向。过敏性体质在中医调体可调范围内，是养生的重点对象，此处所说的损美性问题也主要是与过敏性体质相关。

过敏性体质，易出现于各种过敏性鼻炎、过敏性哮喘、过敏性紫癜、湿疹、荨麻疹等疾病的易感人群，属于中医可以调治的范围，我们称此类人群为"过敏派"，这种体质的人不感冒也会经常鼻塞、打喷嚏、流鼻涕，容易患哮喘，容易对药物、食物、气味、花粉、季节变化过敏，皮肤容易出现荨麻疹，皮肤常因过敏出现紫红色瘀点、瘀斑，皮肤常一抓就红，并出现抓痕。

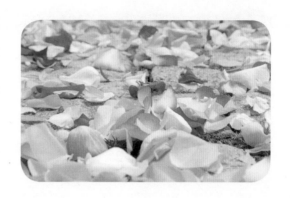

过敏性体质是如何形成的

中医对过敏现象的认识非常久远，早在隋代时，著名医家巢元方在书中就曾描述说："漆有毒，人有禀性畏漆。但见漆便中其毒……若火烧漆，其毒气则厉，著人急重。亦有性自耐者，终日烧煮，竟不为害也。"巢元方认为，人无论男女大小，皆有耐漆、不耐漆者。这种现象是由先天禀赋的差异所造成的，说明"过敏性"疾患的发生是由其先天体质禀赋所决定的。从中医的角度来看，这类人卫表不固，血热有风。如果卫气保护肌表的作用减弱了，就容易受到外邪侵袭；"血热生风"便会出现瘙痒、局部红肿、发热等现象。

过敏原是自然界客观存在的致病条件，过敏体质是导致过敏反应的内在因素。9种体质中，受禀赋遗传因素影响最大的是特禀体质。体质的构成来源于父母之精血，当父母都是过敏体质时，其子女可以有70%的机会获得过敏体质；若仅父亲是过敏体质者，

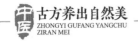
其子女有30%的遗传机会，但仅母亲是过敏体质者，其子女则有50%的遗传机会，说明母亲的影响更大。曾有学者对部分过敏性哮喘患者的家族过敏史进行了调查，其亲属中患过敏性哮喘、过敏性鼻炎、湿疹等疾病的数量均较一般群体高，患病率可达20%～50%。因此，过敏体质的人大多是遗传了父母的过敏特质，导致自身适应能力和调节能力低下，一旦受到外界因素的刺激就容易引起过敏性反应。某些对于正常人来说可能没有任何反应或仅有轻微刺激的过敏原，对过敏性体质者却可能使其表现出强烈而持久的反应。

环境因素对过敏体质的形成也不容忽视。人类在生产、生活过程中产生的有害物质，如化学及放射性物质、病原体、噪声、废气、废水、废渣等环境污染物，对环境产生了不良的影响。室内尘螨、室外的花粉、室内外都存在的真菌等均可以导致过敏性疾病的发生，致使个体形成敏感体质。另外，药物可以影响胚胎的发育，从而导致新个体的体质特征发生改变，如果用药不当还可诱发过敏体质者发生过敏反应或过敏性疾病。

过敏性体质会如何影响美

过敏性体质的人对环境稍感不适或者被环境刺激就会出现皮肤起风团、有抓痕、起湿疹，或者打喷嚏、流鼻涕等，显然这些都是影响美丽的因素。过敏性体质美容调体总原则是益气固表。

过敏体质的辨识及调体法则

过敏体质的人一般无特殊形体，常见哮喘、风团、咽痒、鼻塞、喷嚏等，容易伴随焦虑紧张。对外界环境适应能力差，对易致敏季节适应能力差，易引发宿疾。总之，过敏体质的人常由于过敏原及过敏途径的不同而分别表现为呼吸系统、消化系统或皮肤的过敏性反应与问题。

过敏质调体法则：过敏质者或益气固表，或凉血消风，以纠正过敏体质为法。

内调外养，天然古方

内调

杏仁银肺汤

【组成】猪肺1个（气管和肺叶不破），甜杏仁150克，白鸡汤、葱、姜、食盐、料酒、味精、胡椒粉各适量。

【制备方法】将猪肺肺叶的血液冲净，呈白色控去水，葱、姜拍破。开水中下入葱、姜、料酒，放入肺叶炖烂，捞出切成厚片。甜杏仁泡胀去皮，装容器内，加水煮烂。烧开鸡汤，将切好的肺片和甜杏仁放入，加入食盐、味精、胡椒粉调好味烧开，撇沫即成。

【使用方法】佐餐食用。

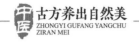

【主治功能】补益肺气。

【方药解说】猪肺补肺止咳止血。甜杏仁能润肺止咳。葱味辛，性温，能发表、通阳，解毒，杀虫，"通阳气，发散风邪"。姜味辛，性温，能散寒解表，降逆止呕，化痰止咳。本方适用于肺气不足所致的容易过敏者食用。

内调

益母草涂方

【组成】益母草灰500克，醋、蜂蜜各适。

【制备方法】益母草加醋和团，晒干后烧成灰，研细，用蜂蜜和匀。

【使用方法】每日睡前清水洗面，涂至面部，15分钟后洗净即可。

【主治功能】令肌肤光白润泽。

【方药解说】益母草具有美容养颜、防止衰老的作用，将益母草敷在脸上，具有润肤的功效。

美丽小贴士

　　过敏体质的人居室一定要保持空气流通、干爽。保持室内清洁，被褥、床单要经常洗晒，可防止对尘螨过敏。春季室外花粉较多时，要减少室外活动时间，可防止对花粉过敏。不宜养宠物，以免对动物皮毛过敏。

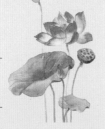

第二章

养颜有术，
轻松改善皮肤问题

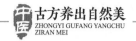

人们总是在不断寻求各种方法使自己变得更加美丽，然而美容并不只是通过外在手段来使自己看起来更完美的过程，更是内在健康的状态。只有人的身体健康，才能拥有红润、有光泽的肌肤。许多健康问题会导致人们的面色暗沉，气色不佳，这时无论进行肌肤护理还是化妆，都难以保持良好的状态，无法真正达到美容效果。

中医认为，人是一个整体，气血、津液、脏腑、经络相互关联，无论哪一部分失调都会影响整体，从而映射于外。皮肤需要气血、津液的营养；气血、津液充足，能正常运行和输布，皮肤就能得到充分的营养和温煦，从而进行正常的生理活动。人体是以五脏为中心完成一系列生命活动的有机整体。五脏六腑血脉相连，外与体窍相通。形体容貌是五脏功能的外化延伸，五脏供养体窍，体窍反映五脏。五脏功能的强弱直接影响到体窍的荣枯。

中医认为，心者，其华在面，其充在血脉，开窍于舌。心气能推动血液运行，将人体营养物质输送全身，而面部是血管最为丰富的部位，心脏功能的盛衰都能从面部的色泽表现出来。若心气不足则可见面色㿠白或萎黄无光泽。肺者，其华在毛，其充在皮，开窍于鼻。肺主皮毛，人体通过肺气的宣发和肃降，使气血津液得以布散全身。若肺功能失常日久，则肌肤干燥，面容憔悴、苍白。脾者，其华在唇，其充在肌，开窍于口。脾为后天之本，气血生化之源。脾失健运则气血津液不足而不能濡养皮肤，表现出精神不振、面色淡白或萎黄无光。肝者，其华在爪，其充在筋，开窍于目。肝藏血，主疏泄，能调节血量，调畅全身之气机，使气血平和，面部血流充足红润。若肝失疏泄，血行不畅则见面色发青，或出现黄褐斑，亦可见两目干涩，视物不清等症状。肾者，其华在发，其充在骨，开窍于耳及前后二阴。肾藏精，肾精充盈，则气血旺盛，容貌不衰。肾精气虚衰之时，人体可表现为容颜黑暗，鬓发斑白，皱纹满面，发脱齿摇，早衰等。这里面的"其华""其充""开窍于"反映了五脏和体窍的关系。五脏强壮不仅使人长寿，而且使人形体容貌健美；五脏不足不仅使人容易短寿，而且使人形体容貌失去美感。由此看来，美容问题实际就是健康与疾病、五脏协调和失调的问题。有诸内者，必形诸外。因此，可以通过对机体的调理使身体恢复健康从而达到美容的效果。

随着现代生活水平的提高，越来越多的人开始关注美容养颜问题，女性尤其如此。许多女性愿意为改善肌肤问题花费大量的金钱和时间，但在寻找养颜方法时，往往容易受到广告的影响，忽略了最简单的方法。事实上，养颜美容并不需要复杂的手法，只需要坚持科学的养颜方法就能轻松改善肌肤问题。养颜美容是一个长期的过程，在日常生活中就可以进行。我们可以从饮食开始，选择均衡而有营养的食品，多摄入水果、蔬菜等富含维生素和无机盐的食品，同时保证充足的水分摄入，这些都可以帮助身

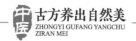
体保持健康，促进肌肤的新陈代谢，改善肌肤状态。保持好的生活习惯同样关键，如保持充足的睡眠时间，有益于身体和皮肤健康。另外，定期锻炼身体以增强免疫力和肌肉弹性也十分重要。除此之外，还有一些具体的养颜方法，例如皮肤护理。随着护肤品种类的不断增加，选择适合自己肤质的护肤品很重要，如果选购不当可能适得其反。此外，我们在挑选护肤品时，还要关注成分，尽量避免选择可能对皮肤有害的成分。在涂抹面膜时有时更重要的是按摩脸部，这有助于皮肤更好地吸收养分，提升面膜的功效。后文我们将详细论述。

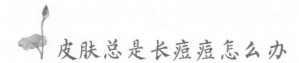

皮肤总是长痘痘怎么办

爱美是每一个人的天性，而长痘则是爱美路上最大的敌人之一。我在临床上看到一些满脸痘痘的患者时就觉得可惜，本来五官都挺好看的，就因为那些痘痘和痘印影响了颜值。

我身边就有这样的一位朋友，是一位美女银行经理，在银行业务中我们渐渐熟了，她一直都戴着口罩，在特殊期间也很正常，后来她知道我是中医，就摘下口罩让我看，她整个下巴都是凹凸不平的痘痘，很多还带着脓头，一下子把她的颜值拉低了，非常可惜。有一天她突然发短信给我，说自己去了医院看痘痘，检查结果显示雌二醇偏低，医生给她开了避孕药。

我跟她说，还是吃中药吧，因为在临床上吃中药治好痤疮的患者比比皆是，便劝她也用中药从内而外地调理下身子。

患者自述："痘痘反复开始于三四年前，用过很多方法治疗，也去过医院，当时医生说是痤疮，开了点涂抹的药，用完后不见好转。后来去了专门去痘痘的美容院，大概做了四个疗程的治疗，整个疗程大概持续半年，做完后还是有效果的，痘痘没有了，但是时隔一年后痘痘又开始反复发作，下巴的痘痘总是不见好转，中途也吃过几次中药，没有什么效果就停药了。"

她还说："今年2月20日开始由若熙医生看诊，我一直坚持吃中药到现在，虽然若熙医生说调理体质是个缓慢的过程，但是效果已经非常明显了。原来痘痘一个接一个，现在虽然也会起痘痘，但是一两天就自己下去了，而且大面积的痘痘也消下去了，现在这个样子我已经很知足了。"

仔细对照调理前后的照片，变化的不仅是皮肤。原本凹凸不平的下巴变得平整了很多，皮肤也变得细致透润了，而且她的唇色变得粉嫩了很多，原来的唇色很暗，甚至发黑，现在变得粉粉的了，有了"天然粉红唇"。从这就可以看出内调体质治本的好处，内在的这块"体质土壤"整体变好了，表现在外也就变美了。

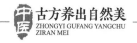
此外，还有个意外之喜就是，她原来有的HPV阳性也转阴了，一开始她没告诉我有这个问题。有很多未婚女性，就因为HPV阳性，把子宫都切除了……好多还都是还没结婚生育的姑娘啊，实在是太可惜了，其实用中药就可以治好，我在无意中也调好了好几例HPV阳性患者，另外还有个患者开始只是找我调体减肥，结果我给她调理一段时间后好几个HPV（＋）全部变（－）。这就是从根源上调理体质的好处吧。

针对长痘痘的人，我一般喜欢用的是调理湿热体质的"清痤方"，这也是我的博士导师——王琦国医大师的经验方，会用芦根、薏苡仁、白茅根、桃仁、当归、冬瓜皮、白花蛇舌草、马齿苋、茜草、枇杷叶、生栀子、牡丹皮等，剂量和药物根据症状加减，当然最好由临床医生来开具。可以看出里面很多其实都是药食同源的食物，这也是我平时用药的特色——喜欢用食疗药，因为绿色安全。

什么是痘痘

痘痘就是痤疮，通称粉刺，是一种皮脂腺分泌过多引起的慢性炎症性皮肤病。丘疹顶端如同刺状，可以挤出白色碎米样粉汁，多发于面、胸、背等部位，经常伴有皮脂溢出，青春期男女多发。

在中医文献中，痘痘又叫"肺风粉刺""面疮""面疤""酒刺"等。"此证由肺经血热而成，每发于面鼻，起碎疙瘩，形如黍屑，色赤肿痛，破出白粉汁，日久皆成白屑，形如黍米白屑。"

为什么会长痘痘

西医学认为，青春期雄激素增多，促进了皮脂腺发育，使皮脂分泌增加，毛囊、皮脂腺开口处角化异常，皮脂排出不畅，淤积在毛囊内形成脂栓，即痤疮。又因为痤疮丙酸杆菌大量繁殖，分解皮脂，产生游离脂肪酸，刺激毛囊引起炎症，导致免疫异常，加重了炎症反应。

从中医的角度说，爱长痘痘跟个人体质有关，尤其是跟湿热体质关系最为密切。人体内的湿热是促使痘痘生长的主要原因。湿热是怎么来的呢？一个原因是年轻人本身体质就热，如果在饮食上又喜欢吃

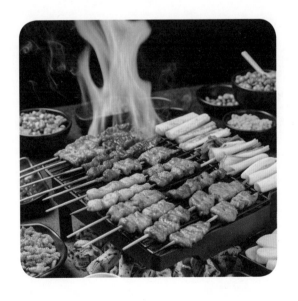

辛辣刺激的食物，以及烧烤、火锅等助长湿热的食物，那么就更容易长痘痘了。要想不长痘痘，就必须把湿热这个根源消除，体

内的湿热少了、没了，痘痘自然就好了，不再复发了。

湿热体质的人往往都存在肺热和脾胃湿热。中医上说"肺主皮毛"，你想不长痘，第一步要清肺热，所以养肺润肺很重要，可以多吃银耳、杏仁、蜂蜜。此外也

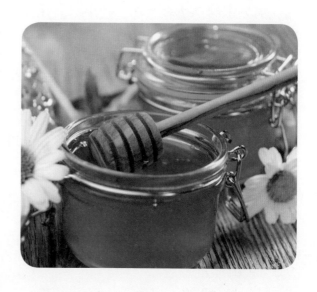

可以配合清肺热的中药，比如鱼腥草、枇杷叶。因为肺脏的宣发肃降功能正常，就能把皮肤里的脏东西排出去。

另外，与痘痘人士关系最大的就是脾胃，饮食对脾胃的影响太大了，现代人大多贪吃各种"美食"，而这些美食往往是肥甘厚腻，或是辛辣刺激之物，这就使得脾胃长出了"湿热"，反映于外在的皮肤就是长痘痘了。再加上熬夜伤阴，内火就更大了。

内调外养，天然古方

内调

枇杷叶丸

【组成】枇杷叶400克，酒黄芩、天花粉各200克，甘草50克，

陈年老酒适量。

【制备方法】枇杷叶去毛刺，上药研细，用陈年老酒煮药，再制成丸剂，如梧桐子大。

【使用方法】每次10克，用温开水送服。

【适用范围】粉刺、酒渣鼻、红肿期痘痘都可以使用。

【方药解说】枇杷叶、酒黄芩、天花粉都有清解肺热的作用，"肺主皮毛"，肺热清了有助于痘痘的消除。甘草有解毒和调和脾胃的功效，能缓和药物的寒凉属性对脾胃的损伤，从而使得药物被更好地吸收。

外养

治粉刺及面疮方

【组成】黄连、粳米、赤小豆各30克，吴茱萸5克（炒黄），生麻油适量。

【制备方法】将上述诸药研成细末，用生麻油调和至稀稠适中。

【使用方法】患处用水洗净并擦干，将调好的药膏涂抹至患处，每日两次。

【主治功能】治粉刺之类，润泽肌肤。

【方药解说】黄连有清热、泻火、解毒的功效，对于痤疮也有一定疗效。赤小豆能健脾祛湿、利水消肿，适当使用可以改善皮肤状态。诸药合用，可排除身体内的毒素，减少痤疮的形成。

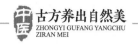
美丽小贴士

1.用温水洗脸，皮脂较多时可用硫黄皂洗。

不用冷水洗脸，以防毛孔收缩，皮脂堵塞，加重痤疮。

2.忌食辛辣刺激性食物，如辣椒、酒类；少食油腻食物、甜食；多食新鲜蔬菜、水果，保持大便通畅。

3.不要乱用化妆品，有些粉质类化妆品会堵塞毛孔，造成皮脂淤积而形成痤疮。

4.禁止用手挤压痤疮，以防炎症扩散或愈后遗留凹陷性瘢痕。

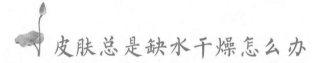

皮肤总是缺水干燥怎么办

我们每个人都想要晶莹剔透的皮肤，那么首先皮肤的"含水量"一定要足。记得有一年的夏天，那时我还是个博士生，跟着我的导师在出诊，帮助叫号和引导患者就诊。

天气很热，门诊来了一位患者，是一位很瘦的男士，两颧红红的，整个人看上去很干枯。后来他告诉我们：他高温作业已经15年了，出汗特别多，近3年以来手足心热，眼睛也干涩，经常口渴，每天需要喝5升水，也就是说每天要喝10瓶500毫升的瓶装水，而且还耳鸣。大便正常，夜尿3次。把脉显示脉象弦细，舌头很有特点，是典型的龟裂舌，舌头满是一道道深深的裂纹。他是典型的"缺水族"，也就是阴虚体质的加强版，这样的人皮肤会特别干。因为整个人体内很干，自然就无法滋润到皮肤了。

水，无论男女都缺不得，它是滋养我们身体的源泉，水少了，哪里都是干的，皮肤干、口唇干、大便干等，严重的还会出现热象，比如手足心发热、两颧热，甚至口舌生疮、心烦意乱、易怒等。

另外还有一种疾病叫"干燥综合征"，患者全身皮肤干燥，眼睛干，觉得身体哪里都干，其实这就是阴虚体质的典型表现，把这种体质"滋润"过来了就会变好。

尤其是女人，最害怕的就是皮肤干，所以总会注意保湿。确实，"女人是水做的"，要是缺水肯定就不美了，还变得容易衰老。皮肤干几乎是每个人都会遇到的情况，特别是在秋冬季，肌肤总是爱闹"小情绪"，粗糙泛红、紧绷刺痛、卡粉脱妆……那么究竟如何做才能拯救它，让它重焕生"肌"呢？

导致皮肤干燥的原因

中医认为皮肤的状态与五脏息息相关，"有诸于内，行诸于外"，一个人外在好不好与内环境关系密切。皮肤的状态与五脏

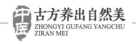
密切相关。

首先，"肺主皮毛"，皮肤润泽与否与肺润不润密切相关，因为中医上讲，肺将气血和津液输布到皮肤，所以才能起滋润营养的作用。如果肺气不宣，无法正常输布津液，那么皮肤就没有办法得到濡养而变得干燥枯槁，因此日常生活中我们每个人都需要注意润肺，不仅是为了预防和治疗肺燥导致的咳嗽，而且对皮肤的滋养也有重要作用，如多吃银耳羹、百合、梨等。你们发现没有，这些润肺的食物往往以白色的居多，因为在五色对应五脏中，白色对应的就是肺。

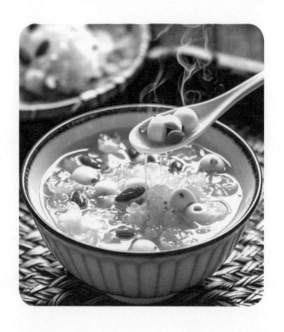

女人想要皮肤好，气血就要充足。作为后天之本的脾是气血生化之源，运化水谷，升清降浊，化生的水谷精微都是皮肤所需要的营养物质，一旦脾胃功能失常，皮肤就会失去正常濡养出现虚损干燥，因此脾虚的人往往脸色偏黄，成了又干又黄的"黄脸婆"。其实除了脾胃，很多人都没注意到心的作用，心作为一身之主，统管血液，心气心血的盛衰都是通过面部的色泽荣枯反映出来的，一旦心血不足，面部肌肤也会干燥缺水，人往往面无血色，干枯泛白。

还有经常发脾气、情绪不好的人，皮肤也不会好，不是爆痘就是干燥。另外还会头痛头晕，面红目赤，耳鸣，口苦，咽干。女子以肝为先天，肝又是管理人体气机疏泄功能的，若肝失疏泄，气机不畅，便会郁郁不乐，愁眉苦脸，久则面部皱纹丛生，面色晦暗干燥。

肾脏乃先天之本，五脏之根，生命之源，元气之居，在生命活动中占重要地位，一旦肾精肾气不足，水也会不足，肌肤问题就会随之而来，变得干燥无华，而且还容易导致皮肤发黑。

现代医学认为皮肤屏障是由皮脂膜和角质层构成的，角质层又是由角质细胞和细胞间脂质组成的。它们构成了像砖墙一样的皮肤屏障。其中，角质细胞就是"砖块"，细胞间脂质就是"灰浆"，填充在层层叠叠的角质细胞中，维持着人体正常的表皮屏障功能。当表皮因外界因素损伤，导致皮肤屏障功能受到损伤时，皮肤就会出现缺水、干燥、瘙痒等问题。

皮肤总是干燥，都是缺水体质惹的祸

人体是一个整体，体质是身体问题的基调和土壤，每个人的体质形成都会受到先天和后天等多种因素的影响，而体质则会直

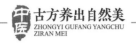
接影响人体皮肤的色泽、质感等方面。皮肤干燥通常是由津液、精血等物质的亏虚造成的，因此阴虚体质的人更容易出现这种情况，同时还可能伴随着五心烦热、潮热盗汗、头晕耳鸣、失眠多梦、咽干口燥、小便黄赤、大便干结等症状。

皮肤干燥有四种，你是哪一种

皮肤干燥的表现往往分为以下几种：

①肺胃津伤型：表现为皮肤干燥，这个时候往往还有鼻子发干，或者总是想咳嗽却又咳不出痰，喜欢喝水，经常便秘，小便颜色较黄且量少等情况。

②肝肾阴亏型：表现为皮肤干燥、皲裂，口苦，腰酸腿疼，经常疲劳乏力，手心、足心发热，头发干枯毛躁、容易分叉，身材消瘦，在夜间容易出汗。

③心火炽盛型：表现为皮肤干燥，心烦，失眠，经常生口疮还持续不愈，舌头红。如果经常心情不好，也会导致心火旺，口舌容易生疮。

④肝火亢盛型：表现为皮肤干燥、皲裂，还经常会头痛、头晕，同时容易伴有面红目赤、耳鸣、口苦、咽干等情况，因为肝火旺，脾气会比较大，所以经常会无缘无故生气。

内调外养，天然古方

内调

猪肤汤

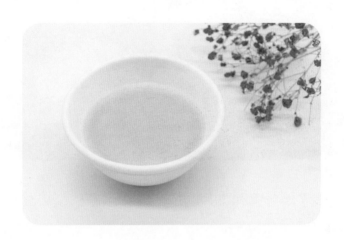

【组成】猪皮250克，白蜜200克，大米粉75克。

【制备方法】将猪皮放入2升水中熬至水量减半后取出，汤中放入白蜜与大米粉，以小火熬成膏。

【使用方法】取膏20～30克，温水调服，每日3次。

【主治功能】滋润肌肤，减少皱纹。

【方药解说】猪皮味甘，性凉，含蛋白质、脂肪等，可以滋阴益血，滋润皮肤；白蜜味甘，性凉，滋阴润燥，调脾胃，通三焦，泽肌肤，还可美白祛斑；白米粉有健脾养胃、补气的作用。三者合用，可以滋阴补虚，润泽肌肤。

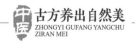

外养

永和公主洗面药

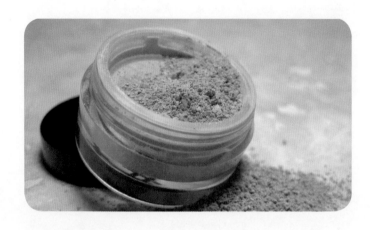

【组成】鸡骨香90克，白芷、川芎、瓜蒌仁各150克，皂荚300克，大豆、赤小豆各250克。

【制备方法】上药研细筛净，制成药粉。

【使用方法】用药粉加水洗脸，早晚各1次。

【主治功能】祛风活血，润肤泽面。

【方药解说】鸡骨香又名土沉香、木沉香、滚地龙，为芳香之品，味苦，性温，有理气、除湿、祛风、活络之功。白芷、川芎祛风活血，有利于面部营养。皂荚可去腻除垢，洁净皮肤。配以大豆、赤小豆，有营养皮肤、利水消肿的功效。全方药味不多，简单几样已按"君臣佐使"配伍，有洁面、滋养、活血、利水的功效，照顾全面，是古代洗面药方中的经典之一。

美丽小贴士

1. 保证充足的饮水量，多食用含有维生素A的食物，如胡萝卜、豆类、绿叶蔬菜、鱼类、肝脏、牛奶等，多吃水果。还应适当多吃脂肪类、糖类食物，以增强皮脂腺的分泌，减轻皮肤干燥及干裂的程度。

2. 避免紫外线的照射，注意防晒；避免刺激性较大的化学物质对皮肤的侵蚀。

3. 选用适当的润肤霜等保养品来保护皮肤，使肌肤可以保持一定的湿度和温度，但要避免过度清洁，以免导致症状加重。

4. 防止过分刺激，不要抽烟、喝咖啡或者吃过辣、过咸的食物，同时保证足够的睡眠，不要熬夜，保证皮肤中细胞的自我调节功能的正常运行。

5. 保持平静恬淡的情绪。

油性皮肤应该如何调理

人们常用"油腻大叔"来形容身边不修边幅的中年男性，因为这些人总会给人一种满面油光的感觉，皮肤油腻腻的，显得整个人邋里邋遢的。其实不只男人，女性满脸油光的人也很多，只

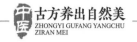

是通常男性由于雄性激素的缘故油脂会分泌得更多一些。

我们把容易出现油光、易产生痘痘等症状的皮肤类型叫作油性皮肤。油性皮肤体现在面部皮肤的毛孔相对较大，脂肪很多，看上去油亮光泽，这种皮肤容易出现痤疮，发生面部感染，影响美观。这主要是因为皮肤腺体的分泌功能过于旺盛，导致皮肤油脂分泌过多。这种皮肤类型的人群通常需要比其他皮肤类型的人群更加细致地护肤，才能有效控制皮肤的油脂分泌，防止痘痘的产生。

油脂分泌是由皮脂腺调节的。每个毛孔都与一对皮脂腺相连，皮脂腺的分泌速率是由雄激素的水平决定的，而男性和女性体内皆存在一定的雄激素。虽然女性的雄激素水平比男性低，但是生长期的女性雌激素水平较低，从而容易引起皮脂腺增生、分泌和炎症的敏感性增加。除性别和生长期影响外，饮食、睡眠、压力、化妆品、洗脸频率等也会对皮脂分泌造成影响。

油性皮肤的成因

肤质也会遗传？的确，肤质是会遗传的。如果父母都是油性肤质、湿热体质，那么你的肤质也很有可能是油性肤质。另外，长期在相同的饮食习惯下生活，父母、兄弟姐妹的肤质通常都会很类似。

不规则的生活作息会导致出油。在彻夜疯狂玩乐之后，皮肤摸起来是不是变得黏黏的？如果持续生活不规律或是睡眠不足的话，自主神经的功能会失调。如此激素的平衡便会被破坏，造成皮脂过度分泌。因此，即使无法做到早睡早起，也应该有充足的睡眠，尽量每天以相同的步调生活。

吃了油腻的食物，脸也跟着油腻起来。理所当然，吃了油腻、脂肪含量高的食物，当然变得很容易出油。尤其是新陈代谢好的人，因为他们将脂肪排出体外的功能很强，皮脂的分泌也会较旺盛。特别容易出油的人，在夏天时应告诫自己少碰油炸食品和花生、巧克力等多油的食物。

错误的肌肤保养方法会使皮肤产生过多的皮脂。你平时是在认真做卸妆、洗脸、化妆水、乳液这四种基本的保养工作吗？举例来说，如果没有好好卸妆和洗脸，毛孔内就会残留污垢，接着皮脂冒出，毛孔也会因此扩大，细菌在这里繁

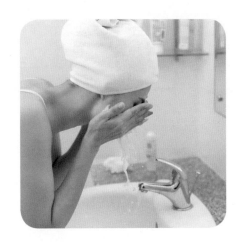

殖的结果就是长出青春痘。另外，洗脸时如果"搓"得太用力会将皮脂洗去过多，皮脂腺反而会分泌更多的油脂。还有夏天时，有很多人因为不想黏黏的，所以选择不擦乳液，这时，皮肤为了

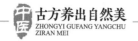
要保护住水分，就会分泌更多的油脂。在这时候，需要注意的是，吸油面纸的使用也不能太勤，因为那样反而会刺激皮脂腺分泌更多的油脂。

压力过大也容易出油。激素平衡被破坏的另一个原因是压力，尤其女性更容易受压力的影响，如果压力过大使得激素分泌紊乱，首先就会引发皮肤问题。当然，不管是油性还是干性肤质的人，都会有这种情况。所以，若想拥有健康的肤质，早点减轻自身的压力才是上上策。

皮肤总是油油的，都是湿性体质惹的祸

湿性体质主要包括痰湿体质和湿热体质。与痰湿体质密切相关的损美性问题主要是由痰湿堆积溢出造成的外在肥满、壅滞之象。痰湿体质体内的代谢废物太多，体内多余的水、痰、湿等淤积、堵塞，堆积于皮下或者溢出皮肤，就会出现油性皮肤、肥胖、眼袋等。前面提到这是由于"交通堵塞"了，所以我们既要疏通堵塞，也要找出造成堵塞的根源，也就是脾和肝的问题。因此痰湿体质损美性疾病的总治疗原则是健脾疏肝、化痰祛湿。

比痰湿体质更有热象的是湿热体质，在外观上应该最好辨认，一张冒油并满是痘痘的脸是明显标志，我们称之为"长痘派"。湿热体质的人，面部和鼻尖总是油光发亮，脸上容易生痤疮，皮肤容易瘙痒。经常感到口苦、口臭或嘴里面有异味，大便

黏滞不爽，小便发热发黄。女性经常会有带下色黄的症状，男性阴囊总是潮湿多汗。此外，湿热体质的人性格一般都比较急躁。

油性皮肤的人需要注意什么

油性皮肤的人在饮食中可以选择性平、凉的食物，例如冬瓜、丝瓜、白萝卜、竹笋、白菜、莲藕、西瓜、柚子、鱼肉、鸡肉、兔肉等，尽量少吃辛辣刺激、油脂较多的食物，例如乳制品、肥猪肉、羊肉、狗肉、花生、桂圆、荔枝、巧克力和咖喱粉等，在服用中药进行身体调理时，也要服用一些祛湿、清热类的药物，例如白茯苓、珍珠、白菊花、灵芝等。

内调外养，天然古方

内调

绿豆薏苡仁防痤汤

【组成】绿豆、薏苡仁各25克，山楂10克。

【制备方法】将绿豆、薏苡仁、山楂洗净，用水500毫升泡30分钟后煮开，滚几分钟后即停火，不要揭盖，闷15分钟即可。

【使用方法】当茶饮，不拘时服。

【适用范围】适用于油性皮肤，有预防痤疮的作用。

【方药解说】绿豆清热解暑、解毒降脂；薏苡仁利湿健脾、舒筋除痹、清热排脓；山楂健胃消食、化浊降脂。

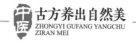

外养

清凉除油面膜

【组成】猪苓、珍珠粉各10克，积雪草、海藻、薏苡仁粉各30克，金银花、人参花各15克，薄荷精油适量。

【制备方法】猪苓、积雪草、海藻、金银花、人参花煎煮约1小时，以珍珠粉、薏苡仁粉、薄荷精油调和为糊状。

【使用方法】贴敷于面部10～15分钟。

【主治功能】消炎、杀菌、抗敏，平衡面部油脂。

【方药解说】有效清退皮肤表面火气，溶解毛孔油脂及过氧化脂质，保持毛孔畅通，恢复皮肤原有的免疫力，有效预防脂肪粒再生。

美丽小贴士

　　保持皮肤的健康状态，对油性皮肤来说很关键。中医理论认为，油性皮肤常常与体内湿热有关。饮食调理对平衡体内湿热有辅助作用。建议少食用油腻、辛辣、煎炸食物，多食用清淡、新鲜的水果、蔬菜和其他高纤维食物。

　　热毛巾敷脸去油护肤也是很好的办法，当温热的湿毛巾敷在脸部时，水蒸气作用于皮脂，使其脱离皮肤而被吸附在毛巾上，从而达到去除多余油脂的目的。当然，有一些细节需要注意，首先，水温不宜太烫，以37～42℃为宜（手摸到稍感温热）；其次，每次湿敷后，毛巾要用肥皂仔细清洗，并彻底漂净；最后，选用吸附性能好的毛巾，尽可能用棉质的。

 ## 做好护理，让敏感肌不再敏感

皮肤总是泛红、瘙痒、疼痛，有时使用刺激性较强化妆品之后甚至会出现刺痛感、烧灼感……你知道吗？这些其实都是敏感肌的表现。敏感肌是当下越来越多的人所面临的问题，一般过敏体质的人皮肤往往容易敏感。再者，当今环境污染严重，空气中的细小颗粒和电子产品辐射等因素，更加大了敏感肌的发生概率。敏感肌症状多种多样，比如：肌肤容易泛红发痒、发干起皮、油水平衡失调等，影响我们的日常生活。针对敏感肌，我们既需要了解它产生的原因，也需要了解如何进行护理。

皮肤敏感是什么原因

为什么你的肌肤总是比别人更加敏感呢？皮肤的结构可以大致分为三层——表皮、真皮和皮下组织。其中表皮中的角质层是保护皮肤的第一道防线，它构筑成保护皮肤的屏障，防止水分的流失。真皮层则含有丰富的血管、神经、立毛肌、汗腺、皮脂腺等。真皮层中存在神经末梢，使我们能够产生痛觉、痒觉。

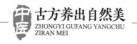
现代医学研究发现，皮肤感觉神经功能障碍是敏感性皮肤最主要的病理机制。敏感性皮肤的人群表皮内神经纤维密度明显下降（尤其是肽能C神经），而介导疼痛、瘙痒的肽能 C 神经表面分布着一群瞬时受体蛋白，蛋白的过度表达可能引起皮肤中神经感觉功能的障碍，从而引起神经末梢的过度反应。神经末梢的过度反应就会带来瘙痒、疼痛等不适的感觉。

此外还有研究者认为，敏感性皮肤还与皮肤屏障功能异常有关。敏感性皮肤人群皮肤中的脂质水平较普通人更低，这影响了皮肤屏障功能的稳定性。皮肤屏障功能稳定性的下降使得外界刺激性物质（如紫外线、刺激性化学物质等）更容易进入表皮，从而使神经末梢更容易受到刺激，产生不舒适的感觉。这也就是为什么使用同一种化妆品，有人会有强烈刺激感，而有人则毫无感觉。

从中医学的角度来看，皮肤与肺密切相关，即肺主皮毛。中医学经典之一的《黄帝内经》就提出了这个观点。这并不是一纸空谈，临床上皮肤偏白、皮肤容易泛红的人呼吸系统也常出现问题。现代生理学研究发现，肺与皮毛在胚胎时期都由外胚层发育而来，这也证明了肺与皮毛有密不可分的关系。肺主皮毛，意思是肺主管着皮毛。所以对于皮肤发生病变时的治疗，我们往往从肺入手。通过调节肺的功能，间接调节皮肤的状态。同时敏感性皮肤还与体质有密切的联系。拥有敏感性皮肤的人大多属于中医体质学九种体质之中的特禀体质里的过敏体质。特禀体质是一种先天形成的特殊体质，在外来因素的刺激下，个体的反应性会增强，从而出现不适症状。因此对于敏感肌的调理我们还可以从体质调节入手。

"后天"得来的敏感肌，到底是怎样来的呢

爱美的女生总是离不开化妆品、染发剂等变美"武器"，殊不知这些变美"武器"之中的某几个可能是最终导致自己变成敏感肌的

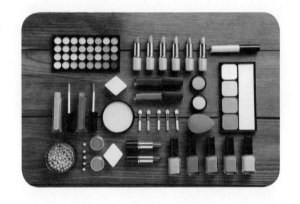

"罪魁祸首"。染发剂及化妆品中或多或少含有一些潜在刺激性物质，如丙二醇、α-羟酸、香精香料、酒精、防腐剂及表面活性剂等。这些化学物质部分会经过皮肤吸收，甚至进入体内。

除化妆品外，紫外线也是皮肤杀手之一。紫外线的辐射不但会增加神经末梢神经肽的释放，还会引起皮肤细胞的氧化应激、炎症反应、免疫反应及凋亡。神经肽释放到血管之中会引起血管扩张，产生瘙痒或灼痛感，有一定概率引起神经炎症，皮肤细胞的减少则会让皮肤的保护屏障变薄，刺激因子就能更加轻松地到达真皮层，从而引起神经末梢刺激，产生痛觉、痒觉。有人会说

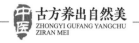

"我日常生活中都不怎么接触紫外线啊"，但是可别忘了，生活中最常见的紫外线就悄悄藏在太阳光里。从太阳升起的那一刻，紫外线就开始对你的皮肤造成伤害，甚至连夜间我们都无法逃离紫外线的辐射。不过相较于白天，夜晚的紫外线不会对人的肌肤造成太大的伤害。过敏体质的人对紫外线就更敏感了，很多人甚至直接对紫外线过敏，我们称之为"见不得光的人"。而这样的人在通过体质调理之后，也可以"重见光明"。

后天得来的敏感肌还有一个重要的原因就是不健康的生活习惯：明明是大干皮还总是用皂基洗面奶，一天清洗两次还觉得不够，恨不得每时每刻都在洗脸，洗脸的时候总觉得用手洁面不够干净，就用毛巾或者海绵一个劲地搓脸；总是因为一些鸡毛蒜皮的小事和自己过不去；追剧总能一口气追到第二天太阳升起……这些生活中的恶习都会间接让人们变成敏感肌。

如何区分敏感性皮肤和皮肤过敏

值得大家注意的是，皮肤过敏和敏感性皮肤虽然在表现上有一定的相似性，但是不能完全等同，它们两个就像是一对长相相似但是性格完全不同的孪生兄弟。前面我们也提到了敏感性皮肤的形成主要是皮肤感觉神经功能障碍和皮肤屏障功能异常造成的，可以以阳光暴晒、化妆品、精神压力等为影响因素，产生不适症状与特定物质的接触无关。而皮肤过敏则与过敏体质、过敏原紧密相关，对于皮肤过敏反应来说，过敏原就是一个精准的触发开关，只要一碰到过敏原，过敏反应的发生就几乎毫无疑问了。

皮肤过敏指人体在接触到过敏原（如花粉、灰尘等）之后出现皮肤瘙痒、红肿、风团等症状，主要表现为各种各样的皮炎。这是因为机体在接触到过敏原之后会产生相关抗体，抗体会吸附在过敏反应相关的细胞上等待下一次过敏原的刺激。当机体再次接触到过敏原之后，带有抗体的相关细胞就会迅速释放一系列过敏介质，从而使机体产生毛细血管扩张、通透性增强等过敏反应，表现在皮肤上就是皮肤瘙痒、红肿，甚至产生风团。不过只要离开过敏原，随着时间的流逝，过敏反应一般就会逐渐消退。有研究指出，敏感性皮肤人群相较正常人群更容易得湿疹、玫瑰痤疮、荨麻疹等过敏性皮肤病。

当皮肤出现瘙痒、红肿等不适症状时，可以先回想一下自己最近有没有接触到过敏原。如果有，则不适症状通常是由过敏反应引起的；如果答案是否定的，则不适症状可能是近期外界刺激、精神压力叠加，使得皮肤变得比原先敏感了些。

敏感肌需要注意什么

敏感肌通常会表现出肌肤泛红、发痒、发干起皮、油水失衡等症状。因此，从根本上去改善体质土壤、增强肺气，对防止

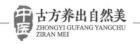
皮肤过敏非常重要。针对敏感肌的肌肤护理需要特别注意以下几点：

避免刺激性化妆品：在肌肤护理中，要避免使用含有刺激成分的化妆品，例如酒精、香料、果酸等。这些成分容易刺激敏感肌，导致肌肤更加敏感。

注意洗脸方式：敏感肌人群洗脸时一定要注意温和轻柔，不要用力搓揉，否则会破坏皮肤屏障，导致刺激和敏感。同时，选择适合敏感肌的洗面奶，或使用温和的卸妆乳代替洗面奶。

轻盈滋润：对于皮肤敏感的人来说，很多保湿品、乳液都会引起不适，所以选用轻质的保湿水代替乳液，而且一定要保持肌肤湿润，防止其长时间暴露于干燥环境中。

避免阳光直射：阳光会刺激皮肤，让敏感肌更加敏感，所以尽可能避免在阳光直射下活动，并涂抹防晒霜。

健康饮食：饮食也对皮肤健康有很大的影响，可多选择富含抗氧化物的食品，例如绿茶、蔬菜、水果，以及其他富含B族维生素的食物。

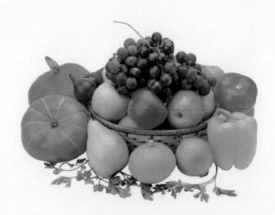

保持心情愉快：精神紧张、情绪不稳定等因素也会加剧肌肤敏感，所以保持心情愉悦，做好心理调节也很重要。

内调外养，天然古方

内调

杏霜汤

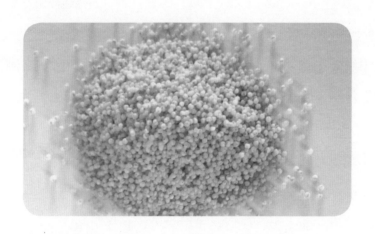

【组成】粟米（小米）100克，杏仁、甘草各60克，食盐30克。

【制备方法】上药研为细末备用。

【使用方法】晨起取约10克，用温开水冲服。

【主治功能】健脾益肺，润肠通便，悦泽容颜。

【方药解说】中医学认为"有诸内必形诸外"，颜面皮肤的疾患往往是内脏失于调理的外在表现，因此在治疗上极为重视对脏腑功能的调节。脾主运化，肺主皮毛且与大肠相表里，皮肤粗

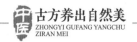

糙及面疮的发生常由肺脾失和，胃肠积热，大便不通，热郁肌肤所致，故而本方养颜从健脾益肺、润肠通便入手，选用粟米（即小米）"养肾气，去脾胃中热，益气""利小便，益脾胃"；甘草补脾润肺；杏仁宣肺润肠；食盐通便，"调和脏腑，消宿物，令人壮健"。本方重在调理，经常服用可使颜面红润有光泽，皮肤光滑细腻。

外养

莹肌如玉散

【组成】绿豆60克，白及、白芷、白蔹、白僵蚕、白附子、天花粉各30克，甘松、山柰、香茅各3克，零陵香、防风、藁本各6克，皂角100克。

【制备方法】上药共研为细末，装瓶，密封备用。

【使用方法】用时以水调和，敷于面部。

【主治功能】缓解痤疮，去垢除斑，润泽肌肤。

【方药解说】皂角，味辛、咸，性温，微毒，能除湿毒、治疮毒、缓解咳嗽痰喘等；绿豆有清热解毒的作用；天花粉药用历史悠久，"味苦寒，主消渴身热，烦满大热，补虚，安中""能除热，生津液，益阳气"。防风和藁本，都是祛风解表、除湿的良药，能抑制病菌损伤皮肤。香茅、零陵香能使整个粉剂芳香扑鼻。山柰，即香科山柰子，有类似于冰片的作用，可辟秽化浊。甘松可美白肌肤。莹肌如玉散香气袭人，除湿解毒，还能让皮肤变得白白嫩嫩，三效合一，痤疮自然消除。

美丽小贴士

1.规律作息：生活作息尽量遵循"日出而作，日落而息"的节律，尤其注意夜间应该避免熬夜，尽量在 23 点以前入睡。

2.注意日常饮食：日常饮食要忌生冷，少食或不食辛辣油腻之品和甜食，不给皮肤氧化和糖化的机会。

3.调节心情：尽量保持心情舒畅、愉悦，避免思虑过重，避免经常处于焦虑情绪之中 。紧张或焦虑时可以多做深呼吸缓解情绪。可以尝试通过冥想、打坐等方式调整心态。

4.运动：多运动，可慢跑。应当注意锻炼时间尽可能选择在白天，夜间不应运动，避免身体兴奋而影响夜间睡眠。

5.日常护理：日常外出应注意避免紫外线照射，坚持每天出门涂抹足量防晒护肤品，并注意定时补涂。皮肤特别敏感的人则更要注意全方位的紫外线防护，可以戴口罩、打遮阳伞、穿防晒衣裤等。

6.精简护肤品和化妆品：敏感肌对于很多功能型护肤品是不耐受的，应以适度清洁、保湿修护为选择方向。此外，仍要注意，应以成品简单、无香精香料为基本原则，避免刺激。若使用护肤品时出现刺痛和发热泛红情况，则应立即停用；仅出现刺痛时，可继续观察。

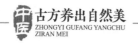

色斑不断，古方来帮

有许多女性会困扰地向我抱怨："我长斑了，怎么办啊？"很多人会选择去做医学美容，但这种方法往往很难根治色斑，有时甚至还可能让情况恶化。针对色斑这种问题，应切记"有斑必有瘀"，需要从身体内部开始调理，只有调整好内部环境，才能有效地缓解外部的斑点问题。

记得有一次，我父亲给我介绍了一位老家的患者，满脸色斑，并且患有一些妇科疾患，讲话语气也比较冲。父亲说是位女领导，让我给人家调理下，我便远程指导开了方。后来过了一段时间，那位患者反馈说，不仅气色变好，色斑消除了很多，妇科疾病也有了明显好转，并且可以感觉到患者的语气也比之前柔和了许多。很明显，之前她的妇科与色斑问题都与肝郁气滞血瘀有关。

为什么会长色斑

虽然色斑有很多种，什么黄褐斑、雀斑、老年斑等，但无论是哪种色斑，都跟体内的血液循环有密切关系。血管就像一条河道，泥沙沉积会使河流淤堵，体内血管淤堵了，反映在皮肤上就是出现色斑。

中医认为，黄褐斑大多是由肝郁所导致的。肝是调节情绪的泵，长期情绪不好，肝郁气滞，色斑肯定出来了。因此，想要根除黄褐斑就得先养肝。

黄褐斑是发于面部的一种色素沉着病变，也称肝斑，中医称之为黧黑斑。中医认为，黄褐斑虽为皮肤病变的一种表现，但其内因是脏腑功能失调。黄褐斑常分为以下4型辨证论治。

肝郁内热型：此类患者最为多见，常伴有烦躁不安、胸闷不舒、面部发热、口干、舌红苔薄、脉象弦细等症状。治疗宜以舒肝清热为要，可用丹栀逍遥散加清热泻火之药物。

肝肾不足型：患者肌肤枯燥、不润泽，并常有头昏耳鸣、腰膝酸软、舌淡苔薄、脉象弦细等症状。治疗宜以补益肝肾为要，可用六味地黄丸加养肝补肾之药物。

气滞血瘀型：患者多伴有其他慢性疾病，常见胸闷胁痛、舌有瘀斑、舌淡苔薄、脉象弦细等症状。治疗宜以理气活血化瘀为要，可用桃红四物汤加减治疗。

脾虚湿热型：常见胃口差、消化不良、便秘、小便黄、舌质红、苔黄腻、脉滑数。治疗宜以健脾利湿清热为要，可用参苓白术散加减治之。

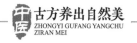
如何预防色斑

茯苓作为大家喜爱的中草药之一，具有非常高的美容价值。中医古籍载："白茯苓为末，合蜜和，敷面上疗面疮及产妇黑疱如雀卵。"把白茯苓粉末调上蜂蜜，敷在面上，可保护皮肤，帮助敏感肌肤人群提升肌肤抵御外界伤害的能力。

内调外养，天然古方

内调

逍遥加味方

【组成】丹参15克，醋柴胡、茯苓各12克，当归、白芍、白术、制香附各10克，青橘叶6克，薄荷3克。

【制备方法】除薄荷之外，余药加水煎煮30分钟，再放入薄荷用小火煎煮5分钟左右。

【使用方法】每日一剂，分两次服用。

【主治功能】疏肝解郁，活血化瘀。适合色斑人群。

【方药解说】醋柴胡解表退热、疏肝解郁；当归补血活血、调经止痛、润燥滑肠；丹参活血止痛、宁心安神；白术利尿消肿、固表止汗、燥湿健脾；制香附疏肝解郁、调经止痛、行气宽中。

外养

七子白

【组成】白茯苓、白术、白芷、白芍、白及、白蔹、白珍珠各30克。

【制备方法】上药研成细末，以蜜、奶调为糊状。

【使用方法】睡前清洁面部，将上药敷于面部，20~30分钟后洗净。

【主治功能】美白淡斑，祛痘。

【方药解说】本方选取七味白色药材，取类比象，蕴含着中医"以白养白"的思想。白茯苓、白术健脾祛湿；白芷温补肺气且芳香温通，可使皮肤得气血滋养；白芍养肝血、柔肝，促进肝藏血的功能，同时促进肝调畅情志；白及、白蔹和白珍珠收敛生肌，可使肌肤快速愈合。七药相合，滋润美白，可使肌肤光滑如玉。

美丽小贴士

1.加强防晒：防晒是预防色斑形成的最基本方法。经常受到紫外线的刺激，皮肤会加速老化变黑，这也是色斑形成的原因之一。因此，我们平时需要加强防晒，戴帽子、打遮阳伞、穿长袖衣服等都是有效的防护措施。建议选择SPF在30以上的防晒霜，涂抹于面部、颈部、手臂等

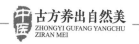

部位，早晚各涂抹一次，尽量避免在中午阳光强烈的时候外出。

2. 保湿护肤：干燥是引发色斑问题的原因之一。如果缺水，皮肤就会失去弹性、变得暗沉，从而加深色斑的颜色。因此，保湿是缓解色斑问题的重要环节。每天保证充足的饮水量，并使用保湿成分丰富的护肤品。建议选用保湿性能强大的面霜、精华液等护肤品，还可以适当地使用一些营养面膜来滋润肌肤，改善色斑问题。

3. 利用淡斑产品：在防晒和保湿的基础上，选择一些淡斑产品也是缓解色斑问题的重要方法。现在市面上的淡斑产品种类繁多，我们应该根据自己的肤质和色斑情况选择合适的产品。不要盲目追求产品功效，也不要过分依赖某一款产品，建议根据肤质和色斑问题进行轮换使用。

遵循上述小建议，相信您可以轻松缓解色斑问题，拥有更加健康美丽的肌肤。

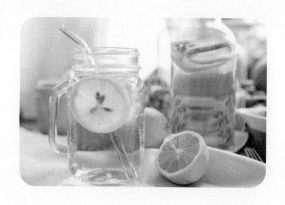

第三章

瘦下来，体态轻盈更健康

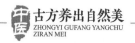
有句话叫作"控制不了你的体型又如何控制得了你的人生？"确实，控制力会直接体现在我们的体型上，当然我们也不反对心宽体胖的人生态度，关键是要健康。在跟肥胖女士接触的过程中我发现她们往往对自己不自信，甚至夫妻关系也不太和谐。其实此方面问题在男士身上要更加明显，肥胖对男性生殖功能的影响也更加直接；此外，肥胖的确像一个隐形杀手，加重着身体负担，并且与多种慢性疾病密切相关。瘦下来，表面上看我们只是甩掉了多余的脂肪，可以穿上好看的衣服，实则随肥肉一起消失的还有各种不良情绪以及亚健康的生活习惯，留下的则是千金难换的健康与愉悦。

瘦不是目的，我最希望的是大家收获健康与好心情。市面上的减肥方式太多了，如果我们因为渴望变瘦，不加分辨地把自己的身体交给各种让人眼花缭乱的减肥机构，只追求不断下降的数字，而忽视身体最真实的感受，那我们即便"瘦下来"也失去了最重要的意义。好的减肥方式，应该是根据自己的身体特点，找到自己变胖的原因，在纠正偏颇的过程中自然而然地变健康、变瘦。

中医体质根据病理特点的不同主要将肥胖人群主要划分为"虚胖子""湿胖子"以及"瘀胖子"三大类，在本章里大家可以尝试着通过量表辨识出自己属于哪一类肥胖，找到自己变胖的原因，并有针对性地调理身体，健康享"瘦"，拥抱轻盈人生。

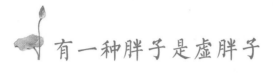

有一种胖子是虚胖子

年纪轻轻爬楼梯就气喘吁吁，到了冬天只想缩在被窝里不愿挪动半分，食量不大却大腹便便，很多人说你是懒，可能你也这么觉得，然后懒就成了你变胖的原因。但或许元代著名医学家朱丹溪给你找到了真实原因，他说："肥白之人，沉困怠惰，是气虚。"食量不大、容易疲乏、脸色偏白、平日怕冷、肌肉松弛、手脚易觉肿胀，这些都是虚型肥胖的特点，脏腑功能减弱导致机体新陈代谢变慢，摄入营养不能及时消耗，从而形成脂肪便是体虚肥胖的成因。下面是测量自己是否是虚胖子的量表，快来测测吧。

虚胖子量表

请根据近六个月的自身感觉，回答以下问题。

测试问题	自我感觉				
	无（或偶有）	少部分时间有	一半时间有	大部分时间有	几乎所有时间有
①您容易疲乏吗？	1	2	3	4	5
②您容易气短（呼吸短促，接不上气）吗？	1	2	3	4	5
③您喜欢安静，懒得说话，说话声音低弱吗？	1	2	3	4	5

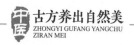
④您活动量稍大就容易出虚汗吗?	1	2	3	4	5
⑤您容易心慌吗?	1	2	3	4	5
⑥您的肌肉比别人松弛吗?	1	2	3	4	5
⑦您比别人容易患感冒吗?	1	2	3	4	5
分数合计					

按照下面的公式，将上表问题得到的原始分数进行转化，判断自己是不是"虚胖子"。

转化分数=［（原始分数–条目数）/（条目数×4）］×100

判断标准：

转化分数≥40分，是虚胖子；

转化分数在30～39分，有虚胖倾向；

转化分数<30分，不是虚胖。

虚胖子的形成原因

从中医的角度认识肥胖，总离不开谈先天和后天两方面的原因。《黄帝内经·灵枢·寿夭刚柔》说："余闻人之生也，有刚有柔……"这句话提示的就是先天原因。若父母肥胖，则后代先天肾气可能不足，由于肾的藏精功能具有推动和调节脏腑气化的作用，因而机体内气血津液的代谢及能量的转化过程都会受到影响。倘若气血津液代谢减慢，精气则可能聚而化生膏脂，从而形成肥胖。简单点来说，就比如在烧水的时候，柴火在炉里燃烧着，水在加热过程中一部分变成了水蒸气，如果柴火淋湿了，就不好点燃了，那水自然也不好烧开，就很难变成水蒸气了。我们身体在消耗脂肪的时候就需要肾气的推动作用，就好比需要一把火来助力它燃烧，而肾气就是这把火，如果说身体先天肾气不充足，火势就比较小，脂肪燃烧得就慢，或者说身体很难燃烧脂肪。

中医多将肥胖的后天原因归结于脾胃运化能力减弱。在中医的认知里，脾胃就像是一座加工厂，在它的协调作用下，我们每天吃进去的食物会转变成身体能够吸收利用的水谷精微（可以简单地理解为蛋白质、糖类等身体必需的营养物质），来充养人体的四肢百骸，倘若后天脾失健运，水谷精微传输失常，就会形成痰浊、水饮、膏脂，这些物质长时间停聚在体内，给我们的身体带来负担，便增加了肥胖的可能。

认识到肥胖的成因之后，我们再讲讲虚胖子的成因，大家一定就好理解了。虚胖子最主要的成因，可以概括为三个方面。第一，脾胃耗伤。生活水平提高之后，我们的饮食结构发生了很大变化，高油、高盐、高糖、高脂的食物越来越多地出现在我们的餐桌，另外贪食冷饮也越来越常见，这些滋腻、寒凉的食物大大增加了我们脾胃的工作负担，就像机器不分昼夜地过度使用。我们的脾胃变得容易出现问题，脾胃阳气耗伤，就可能出现虚胖子这种情况，人看上去胖乎乎的，但是有气无力，也容易生病。第二，过于安逸。我们的生活方式越来越趋于静

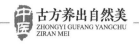
态，长时间运动量不足，劳逸失衡，再加上久卧不动，就会耗气明显，气一虚，运化水湿的能力也就弱了，日积月累，也容易肥胖。第三，情志失调。"悲则气消""喜则气缓""思则气结"等，由情志失调引起的焦虑、紧张、抑郁等不良状态可能会引起暴饮暴食或饮食偏嗜的发生，加重脾胃负担引起肥胖；此外，情志本身也可直接影响气的运动，耗气伤身，从而引起肥胖。

虚胖子的烦恼"病"

单纯看"虚胖"二字，你可能会觉得："哎呀，就虚了点儿、胖了点儿，多大点事儿啊！"可是虚胖真的不是小事啊，易患的疾病特别多！第一，虚胖子在春冬两季患感冒、咳嗽的频率比正常人高多了。第二，虚胖子是肺部疾病、消化系统疾病、心脑血管疾病、内分泌系统疾病的高发人群，常见的有慢性阻塞性肺疾病、过敏性鼻炎、哮喘、胃食管反流、高血压、脑卒中、糖尿病等，这些疾病中的任何一个都能使我们的生活质量大打折扣。比如常见的糖尿病，糖尿病患者需要每天吃药，甚至打胰岛素，一天需多次测量血糖，米、面、糖的摄入都要控制，即使如此，血糖一不小心还可能会升高，更严重的是还可能出现并发症。第三，情志病。现代生活压力大，虚胖子体型如果受到歧视，再加上身体原因，可能在工作、生活等方面存在力不从心的情况，如果不及时处理情绪问题，负能量长时间积累，虚胖子们患上焦虑、抑郁的可能性就比较大。在情绪紧张、低落、抑郁时，虚胖子更可能将压力转化到吃东西的欲望上，以吃东西的方式来发泄、解压，导致暴饮暴食。此外，青光眼、盆底肌功能障碍、先兆流产等都是虚胖子们易得的疾病。

内调外养，天然古方

内调

补气消痰饮

【组成】人参、茯苓各9克，白术15克，熟地黄30克，山茱萸12克，肉桂、益智仁、姜半夏、砂仁、神曲各3克，陈皮2克。

【制备方法】上药加水煎煮约1小时，砂仁宜后下。

【使用方法】每日一剂，分早晚两次服用，药渣可泡脚。

【主治功能】益气补肾，利水化痰。

【方药解说】此方治气虚的同时兼补肾阴、肾阳。肾中水火足，脾胃之气健，则痰渐消矣。气虚肥胖之人常服此方，在补气化痰的同时，体重就渐渐降低了。

外养

艾草穴位贴

【组成】艾绒适量，花椒7粒，桂圆肉1粒。

【制备方法】上药研碎，揉成球状，置于穴位贴中。亦可直接通过正规途径购买成品使用。

【使用方法】睡前贴在神阙、脾俞、足三里、三阴交、涌泉

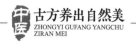

等穴位，醒后取下即可。三伏天使用艾草贴效果更佳。注：自制的艾草贴含有花椒，略带刺激性，敏感体质慎用。

【主治功能】温补阳气，行气活血，祛寒除湿。

【方药解说】明朝的李时珍极其推崇使用艾草，甚至在其著作中写道，"艾叶能灸治百病""艾灸则通透诸经，而治百种病邪，起沉疴之人为康泰，其功亦大矣""老人丹田气弱，脐腹畏冷者，以熟艾入布袋兜其脐腹，妙不可言"。艾草为纯阳之物，其温通作用可以较好地祛除体内痰湿，穴位贴敷方便简单，对虚胖子来说，艾草穴位贴是减肥必备的友好单品。

美丽小贴士

1. 选择适合自己的运动：在减少体内脂肪的同时，选择适合自己的运动方式可以促进新陈代谢，改善体质。虚胖子适合进行轻度有氧运动，例如快走、慢步、骑车等。

2. 改变饮食习惯：虚胖子的减肥并不是借助于忌口，而是要保证营养均衡的饮食。如果吃太多高热量食品和过多的油腻食品，就会出现"虚胖"现象。建议多吃蔬果、全麦食品和富含蛋白质的食物。此外，虚胖子还可以增加纤维素的摄入，多吃玉米、黑豆等，有利于排便，促进消化，改善便秘症状。

3.适时放松心情：虚胖子的减肥过程是一个相对漫长的过程，很可能会使心情起伏不定。有学者表示，由于虚胖子减肥是减去脂肪，而不是蛋白质，因此不需要过度控制能量的摄入，也不要刻意限制饮食。适当放松自己的心情，平衡心理压力，并且保持积极乐观的心态，可以帮助虚胖子的减肥路走得更加稳健，从而实现长久保持不反弹的效果。

4.进行揉腹燃脂：早起后或晚睡前，小便后仰卧于床上，使腹部裸露，按揉腹部时身心放松，意念集中在脐内发热，腹内脂肪燃烧上（以长强穴有热感为佳）。首先，以左手中、食指按于脐上，右手中、食指指腹按于左手两指上，顺时针方向按揉 100 圈，再反方向按揉 100 圈，先轻后重；其次，再以手掌重叠揉腹，先左手在下，顺时针揉 72 圈，再右手在下，反方向揉 72 圈，揉的范围以脐轮开始逐渐向外扩展，上至剑突下，下至耻骨，再逐渐缩揉到肚脐。也就是说，72 圈中要 36 圈揉出，36 圈揉回；最后，用双掌从两侧胁下推至肚脐，反复推 7 次，再用两手从耻骨上搓至肚脐 7 次。每天早晚各做 1 次，每次 10～15 分钟。

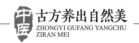
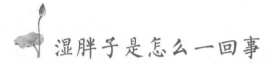 湿胖子是怎么一回事

体型肥胖水肿，腹部肥满松软；脸色暗黄，皮肤油脂多；喜欢吃肥甘厚腻的食物；舌体肥大，口黏甜腻。如果以上几个问题您都有，要当心自己真的是一个名副其实的"湿胖子"了。历史上，元代医家朱丹溪首次提出了"肥人多痰湿"的观点，从此，湿胖子人群逐渐得到医者的重视。他们以腹部肥满松软为特征，以困重、身倦、嗜睡为主要表现，以目胞微浮、喜食肥甘、睡眠打鼾为次要表现。在我们身边这类湿胖子变得越来越常见，如果遇到了他们，不妨一起测一测量表，确认一下吧。

湿胖子量表

请根据近六个月的自身感觉，回答以下问题。

测试问题	自我感觉				
	无（或偶有）	少部分时间有	一半时间有	大部分时间有	几乎所有时间有
①您超重或肥胖，特别是腹部肥胖吗？	1	2	3	4	5
②您脸上油脂分泌多，以额部为主吗？	1	2	3	4	5
③您白天也会觉得困，打瞌睡吗？	1	2	3	4	5

④您上眼睑比别人肿（上眼睑有轻微隆起的现象）吗？	1	2	3	4	5
⑤您喜欢吃甜食或肥肉吗？	1	2	3	4	5
⑥您睡眠时打呼噜吗？	1	2	3	4	5
分数合计					

按照下面的公式，将上表问题得到的原始分数进行转化，判断自己是不是"湿胖子"。

转化分数=［（原始分数−条目数）/（条目数×4）］×100

判断标准：

转化分数≥40分，是湿胖子；

转化分数在30～39分，有湿胖倾向；

转化分数＜30分，不是湿胖子。

湿胖子的形成原因

还记得我们在虚胖子小节里讲了肥胖形成总的原因吗？各类肥胖的形成原因都包括先天、后天两大方面。先天主要就是遗传因素，后天包括个人饮食习惯、生活方式、运动习惯、情志状况等，我们不再重复叙述，这里只介绍湿胖子形成的后天原因。

湿胖子最主要的形成原因就是体内湿气重。至于湿气从何而来，古人已经给了我们答案，古人说："湿从内生，必其人膏粱酒醴过度，或嗜饮茶汤太多，或食生冷瓜果及甜腻之物。其人色白而肥，肌肉柔软。"具体来讲就是脾的主要功能是运化水谷精微，胃的主要功能是受盛和腐熟水谷，正常情况下脾胃是和谐搭

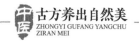
档，但倘若我们不加节制地摄入饮食，脾胃的负担长时间超过承载能力，那么脾运化水谷精微的能力就大不如前了，脾气一虚，水湿蓄积，化为痰湿脂浊，而痰湿脂浊又可以作为病理产物引发疾病，如此接着循环，痰湿便形成了，肥胖也形成了。

现代医学则认为，湿胖子的产生与脂质代谢异常、全身炎症和细胞自噬紊乱等因素有关。其中细胞自噬紊乱是加剧机体慢性低度炎症进而诱发心血管疾病等相关代谢性疾病的病理关键，这对阐释痰湿肥胖的形成与干预机制有着重要的参考意义。

湿胖子的烦恼"病"

湿胖子在体质分类上多为痰湿体质，平素易感湿邪，发病之后也多表现为痰湿证。由于痰湿体质所带病理信息在体内集结部位有差异，因而在一定诱因作用下，痰湿内生的脏腑部位也有区别，痰湿可与不同的疾病具有密切相关性。下面我们主要介绍冠心病、阻塞性睡眠呼吸暂停低通气综合征（OSAHS）及不孕症三种湿胖子的常见病。

痰湿体质者体内多痰多湿，聚积后易阻痹心脉而发为胸痹。胸痹是中医病名，我们多认为西医所说的冠心病属于胸痹的范畴。现代研究表明，痰浊作为一种致病因子，具有导致类似动脉粥样硬化的作用而引发冠心病，主要是因为痰浊，性黏涩，在窜流经脉时，易滞着于动脉管壁上，影响血液的正常运行，导致血液凝滞不行，心脉痹阻，从而形成冠心病。

OSAHS是指各种原因导致睡眠状态下反复出现呼吸暂停和（或）低通气、高碳酸血症、睡眠中断，从而使机体发生一系列生理病理改变的临床综合征。肥胖是其最显著的危险因素。有研究人员从中医体质病因学角度分析发现痰湿体质OSAHS患者具有肿瘤坏死因子-α（TNF-α）高水平的病理变化，干扰OSAHS患者的正常睡眠，导致其白天嗜睡。

关于痰湿体质肥胖女性不孕的证候，古代医家早有论述，如《医宗金鉴》言："或因体盛痰多，脂膜壅塞胞中而不孕。"《济阴纲目》亦曰："身体肥胖，子宫膜脂长满。经水虽调，亦令无子。"就是说女性若属于体型较为肥胖者也可能造成不孕。因为肥胖者多食膏粱厚味，而脾虚不运，痰湿内生，气机不畅，胞脉受阻，不能摄精成孕，这类女性可见婚后久不受孕，形体肥胖，经行延后或闭经等。

内调外养，天然古方

内调

火土两培丹

【组成】人参、杜仲、白芥子各90克，白术、芡实、薏苡仁各150克，茯苓、肉桂各60克，北五味、益智仁、橘红各30克，熟地黄250克，山茱萸120克，砂仁15克。

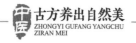
【制备方法】上药研细，加蜜调和，做成丸状。

【使用方法】每日温水送服15克。

【主治功能】健脾祛湿，开胃祛痰。

【方药解说】这个方子是陈士铎在《石室秘录》中记载的用于减肥的方子，方子的精妙之处并不是用来补气的人参，而是补命门、心包之火的肉桂。命门、心包之火足，则可促进体内痰湿的祛除。

外养

加味冬瓜皮茯苓沐浴汤

【组成】冬瓜皮500克，茯苓300克，木瓜100克，猪苓60克。

【制备方法】以上诸药加水煎煮30分钟后去渣，取液。

【使用方法】将煎取得到的液体，倒入浴水中，放置温热后全身沐浴。沐浴每日1次，20～30天为1个疗程。此法尤宜夏季使用，冬瓜皮取鲜品效果更佳。

【主治功能】加速减脂，排毒轻身。

【方药解说】冬瓜皮、茯苓、猪苓均具有利尿消肿的功效，可用于水肿胀满，小便不利；木瓜可和胃化湿，增强体质，木瓜煮水洗浴还具有润肤、养颜、美白的作用。这几味药合用沐浴可以促进痰湿型肥胖者脂肪的燃烧，也利于排毒养颜。

美丽小贴士

1.控制饮食：湿胖子多为腹型肥胖，在减肥过程中，首先要控制热量摄入，增加粗粮摄入量，此外，饮食以新鲜果蔬为主，适当补充蛋白质、饱和脂肪酸、胆固醇等高热能食物，保持饮食量适中，以利于腹型肥胖人群减肥计划的执行。

2.多做有氧运动：有氧运动可以消耗体内多余脂肪，有助于减重。有氧运动的种类包括快走、游泳等。初次接触运动的湿胖子人群应从低强度、低时间的有氧运动开始，逐渐提高运动负荷。

3.保持好心态：在减肥的过程中，保持好心态很重要，特别是对湿胖子人群来说更是如此。在减肥过程中心情难免会出现起伏，应该正面对待自己的心态及体重，保持正常平衡的心态，不要过于挑剔自己。

4.平日重祛湿：湿胖子要想瘦就必须做好祛湿工作，中药茶饮制备方法简单，祛湿功效佳，居家或工作时小口饮用祛湿茶，可以帮助湿胖子们更快达到减肥目的。比较推荐大家饮用山参米茶、苓花茶，口感较好，成本也低。山参米茶：山楂、丹参各6克，薏苡仁15克，将上述茶料放入杯中，用沸水冲泡，盖严杯盖温浸20分钟即可，该茶有健脾祛湿、

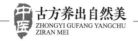

消脂活血的作用。苓花茶：茯苓 10 克，田七花 6 克，陈皮 3 克。将上述茶料放入杯中，用沸水冲泡，盖严杯盖温浸 20 分钟即可，该茶有健脾化湿、理气活血的作用。

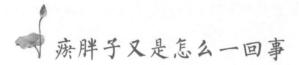

瘀胖子又是怎么一回事

虚胖子和湿胖子是我们生活中常听说的两种肥胖类型，可谈到瘀胖子，您可能就疑惑了，什么是瘀胖子？简单说，就是肥胖的人在痰湿的基础上又兼夹了血瘀。张飞就是瘀胖子的典型代表，体态壮实，肤色偏暗，皮肤呈酱色或猪肝色。瘀胖子多见静脉曲张，下肢皮肤干燥，呈鱼鳞样，身体某处不时会有固定不移的疼痛感，他们相比湿胖子、虚胖子来说腹部肌肉偏紧张，舌质偏暗，样貌看上去比同龄人更老，脾气也都比较急。《黄帝内经·灵枢·逆顺肥瘦》中说"肉薄厚皮而黑色……其血黑以浊，其气涩以迟"。描述的就是瘀胖子的特点。

瘀胖子量表

请根据近六个月的自身感觉，回答以下问题。

测试问题	自我感觉				
	无（或偶有）	少部分时间有	一半时间有	大部分时间有	几乎所有时间有
①您面部晦暗或容易出现褐斑吗？	1	2	3	4	5
②您口唇颜色偏暗吗？	1	2	3	4	5
③您两颧部有细微红丝吗？	1	2	3	4	5
④您的舌下静脉瘀紫或舌边有瘀点吗？	1	2	3	4	5
⑤您身体上有疼痛的部位吗？	1	2	3	4	5
⑥您的皮肤粗糙吗？	1	2	3	4	5
分数合计					

按照下面的公式，将上表问题得到的原始分数进行转化，判断自己是不是"瘀胖子"。

转化分数=［（原始分数-条目数）/（条目数×4）］×100

判断标准：

转化分数≥40分，是瘀胖子；

转化分数在30～39分，有瘀胖倾向；

转化分数<30分，不是瘀胖子。

瘀胖子的形成原因

瘀胖子的形成原因离不开痰湿和血瘀两个方面，"津液稠粘，为痰为饮，积久渗入脉中，血为之浊"，这里讲的就是津血同源互生的理念，血液的正常运行与津液代谢之间具有密切联系，痰湿日久可引起体内血瘀的产生。当肥胖之人同时兼有"痰湿内盛，血浊为瘀"这种痰、瘀相夹的证候时，我们便把这类肥

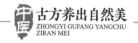

胖人群称为瘀胖子。

《黄帝内经·灵枢·百病始生》："凝血蕴裹而不散，津液涩渗，著而不去，而积皆成矣。"进一步阐述了肥胖人群血浊气涩，津液运行不畅，进而可互结成疾。我们再从饮食方面分析瘀胖子的形成原因，中医认为五味偏嗜，会导致脏腑功能的失调，必然导致气血津液的失调，从而影响体质的形成，比如酸味，具有收敛固涩之功，但过多食酸容易引起血液凝滞，气血运行不畅；甘味，能够缓急，质地滋腻，但过食甘味容易滋生痰湿，导致痰凝血瘀；咸味，具有泻下之功，但过食咸味容易丢失津液，使血脉凝滞。"盐者胜血"，过量的食盐可以引起血脉不通。此外，外伤是导致血瘀的重要外在条件，外伤可引起离经之血，《黄帝内经》中称之为恶血，若不及时医治或医治不当，离经之血不能及时消散，长期潜伏于体内，瘀血停滞阻碍新血的形成，在外因的诱发作用下，也会有形成瘀血肥胖的风险。

瘀胖子的烦恼"病"

瘀胖子的体质以血瘀体质为主，血瘀体质的相关疾病也是瘀胖子的易患疾病。体内血液运行不畅的潜在倾向或瘀血内阻的病理基础决定了血瘀体质与心脑血管疾病（高血压、冠心病、脑血管疾病等）、女性生殖系统疾病（原发性痛经、多囊卵巢综合征、子宫内膜异位症、不孕症、子宫肌瘤及慢性盆腔炎等）、糖代谢疾病、肿瘤疾病、肝脏疾病、骨质疏松等疾病有密切联系。

临床研究发现，血瘀体质是上述疾病的发病危险因素之一。

现在我们把注意力放在女性身上，瘀胖子女性是妇科疾病的易感人群。这是因为女子性属阴，以血为本，饮食、情志、疾病等各种原因都可导致女性阴血因寒凝滞，瘀阻冲任，不通则痛，久病入络，瘀血不去，新血不生，则好发积聚肿物或妇科疾病。"干血不去，则新血不荣，而经闭不利矣"。讲的便是瘀血不去，瘀阻经脉脏腑，经水不利，进一步可能发为症瘕积聚。现代医学也已证实，痛经、闭经、产后腹痛、产后恶露不尽、子宫内膜异位症也是血瘀体质女性的易发疾病。

内调外养，天然古方

内调

山楂茶

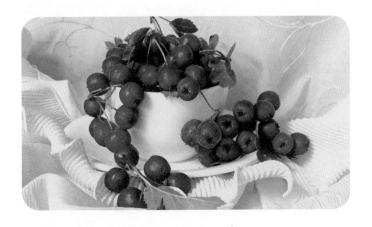

【组成】山楂30～40克。

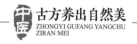

【制备方法】洗净备用，开水浸泡5～10分钟。

【使用方法】待放至温热后饮用。

【主治功能】健胃消食，化浊降脂。

【方药解说】方中山楂，味酸、甘，性微温，归脾、胃、肝经。山楂健胃消食的功效可用于治疗肉食积滞、腹部胀满。能够健胃消食、化浊降脂。

外养

桃红四物泡脚汤

【组成】熟地黄、当归、川芎、白芍、桃仁、红花各6克。

【制备方法】上药加水煎煮约30分钟。

【使用方法】煎煮取液，睡前泡脚20～30分钟，水温不宜过热。

【主治功能】养血活血，促进血液循环。

【方药解说】桃仁、红花均具有活血通经、祛瘀止痛的作用，配伍熟地黄、当归等药物可补血养阴、调经止痛。女性在月经期用此法泡脚可缓解经期疼痛，瘀胖子平素用此方泡脚可促进体内血液循环，改善血瘀体质。

美丽小贴士

1.科学饮食：合理饮食是减肥成功的关键之一。瘀胖子要减肥，就应该减少高糖、高脂、高热量食物的摄入，增加蔬菜水果的摄入，控制总体热量的摄入，以达到减肥的目的。在减肥的时候，要保证每天的三餐均衡，以瘦肉、蔬菜及水果为主，尽量避免摄入油腻、辛辣、高热量的食物。可以多吃些粗粮及其他高纤维类食物，以增加饱腹感，减少饮食中的热量摄入。

2. 科学运动：适当运动对于减肥也有很大帮助。运动可以消耗热量，加速机体代谢，同时也可以让瘀胖子增加肌肉量，有助于塑造身材。但是，我们应该根据自己的身体情况和医生意见进行合理安排和选择。

3. 合理作息：保持足够的睡眠时间及质量，避免熬夜，以保证身体的正常代谢，同时也可以减少因疲劳所带来的食欲增加。

4. 规律生活：保持正常的生活规律，养成良好的生活习惯，如规律饮食、规律运动、规律作息等，使身体逐渐适应这些规律，达到更好的减肥效果。

5. 穴位保健：推荐瘀胖子日常进行穴位按揉以疏通经络、促进血液循环，可选期门穴、血海穴。期门穴位于胸部，乳头直下，第6肋间隙，前正中线旁开4寸；血海穴位于膝部，取正坐位，屈膝，在大腿内侧，髌底内侧端上2寸，当股四头肌内侧的隆起处。用大拇指或中指指腹按压穴位，做轻柔缓和的环旋活动，以穴位感到酸胀为佳，每次按揉2~3分钟，每天1~2次。

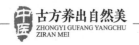
瘦了，可是又反弹了

瘦身后反弹是让胖友儿们头疼的一大难题，单一食物减肥、不吃油减肥、不吃主食减肥、激烈运动减肥等，这些减肥方式不仅让减肥过程变得异常痛苦、难以坚持，还反弹明显，摧残胖友儿们的减肥信心。

为什么会反弹？怎么避免反弹？反弹正常吗？反弹是复胖吗？这一节里我们会解答胖友儿们与反弹相关的诸多疑惑，希望通过这些科普，胖友儿们可以正确看待反弹的发生，走出误区，健康享"瘦"。

反弹的原因

讲反弹的原因之前，我们要先弄清什么叫反弹。举个例子来说，减肥时初始体重是120斤，减肥减到100斤，结果胡吃海塞、暴饮暴食，体重涨到130斤，甚至150斤，这就是反弹。这其实是身体的功能紊乱了，导致身体出现了不良影响。只有清楚自己反复变胖的原因，针对性调理，才能健康地瘦下来。还有一种叫作复胖，其实是自己又吃胖了，每天摄入的明显多于代谢出去的，身体自然也就胖了，但反弹的增幅往往会比复胖大很多。

总的来说，反弹的原因包括饮食不规律、运动量不够、心态有问题三个方面。

第一，饮食不规律。在减肥过程中，一些人可能会采取极端措施，完全抛弃正常的饮食习惯，通过严格控制热量来达到减肥的目的。然而，这种严格的饮食控制往往无法长久，一旦恢复正常饮食，身体就会重新积累脂肪，导致反弹。因此，建议大家在减肥过程中保持健康规律的饮食方式，避免几天不进食或暴饮暴食的极端情况。

第二，运动量不够。运动在减肥过程中与控制饮食同样重要。不少人在减肥的时候往往会进行一些剧烈的运动，如过长时间的慢跑、高强度的健身等，这会给身体带来很大的负担，尤其是对于缺乏锻炼的人来说。而且一旦恢复正常的生活方式，就很容易导致反弹。因为在基础代谢率并没有提高的情况下，饮食和运动量没跟上，所以就会反弹。

第三，心态有问题。在减肥的过程中，心理状态也非常重要。一些人减肥的目的可能仅仅是为了跟别人比较，或者为了得到外界对自己的认可和赞扬。这种短暂的心理满足感容易导致反弹。另外一些人在减肥的过程中可能会因为种种原因而感到压力过大，这些压力不仅会影响减肥的效果，还会对身体造成负面影响，今天掉了一点儿很开心，明天涨了一点儿就难过得不行，要

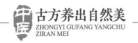
知道脂肪细胞也是有记忆的，减肥不是一蹴而就的，情绪稳定，我们的减肥过程才能更加顺利。因此，减肥的过程中要保持良好的身心状态，避免因为短暂的心理满足感导致反弹。

避免反弹的方法

肥胖体质问题，是我们在减肥过程中需要持续解决、改善的问题，调理各种类型肥胖体质的方法我们已经在上面详细介绍过，大家可以坚持使用内调外养的方子，从根源上改善体质，培养易瘦体质。在此基础上，我们有针对性地兼顾好饮食、运动、心态三个方面，瘦下来后就不易反弹了。

一、坚持健康饮食：饮食习惯是瘦身的关键，坚持健康饮食可以避免反弹。我们应该控制食物的摄入量，避免过多摄入高热量、高糖和高脂肪的食物。建议逐渐减少垃圾食品的摄入，增加蔬菜和水果的摄入，保持营养均衡。重要的一点是，不要饿肚子。如果过度限制饮食，身体会自动进入"存储模式"，储存脂肪以平衡身体的能量需求。因此，保持正常的饮食习惯有助于避免体重反弹，建议在减肥成功后，要避免暴饮暴食等，因为一旦开启暴食模式，你的体重就可能会再次增加。

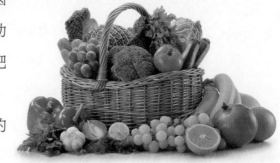

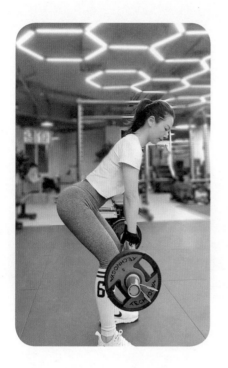

二、制订运动计划：锻炼对于瘦身至关重要，但是减肥后保持锻炼习惯往往更难。制订一个定期的运动计划可以帮助你保持锻炼的习惯。选择适合自己的运动方式，并且坚持每天锻炼一定的时间，这样可以避免筋疲力尽，也可以避免体重反弹。如果你已经减肥成功，不要停止锻炼，继续保持锻炼，可以帮助你保持身形，并且加快身体的代谢。

三、保持合适的身材：对于许多人来说，他们认为自己就是为了让体重达到理想的数值才进行减肥。然而，重要的是，体重并不是评判健康和身体状态的唯一标准。身体类型、体重指数和一般健康状况可以帮助你度过减肥时期，养成更加健康、合适的身材。因此，不要仅局限于体重，要关注自己的身体情况、整体健康状况和情绪状态。这样，你就会得到一个更平衡、更健康的身体。因为我们之前讲过心态调节的相关内容，所以就不再多叙述了，朋友们也可以先看看第六章里对情志的介绍，认识情志、调理情志对我们的减肥也有一定的帮助。

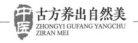
内调外养，天然古方

内调

防己黄芪汤

【组成】防己15克，黄芪10克，白术、炙甘草各15克，生姜1片，大枣5枚。

【制备方法】上药加水煎煮30～40分钟。

【使用方法】每日服用一剂，以服后微微出汗为佳。

【主治功能】益气健脾，利水消肿。

【方药解说】可用于各型肥胖，尤其适用于皮肤㿠白、肌肉松软、多汗、容易疲劳、身体沉重或下肢水肿等虚证的肥胖人群或伴有关节疼痛的患者。

外养

二陈汤

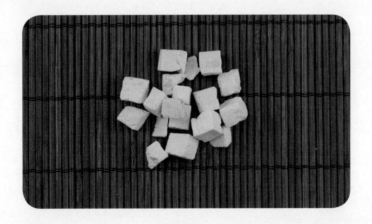

【组成】茯苓30克，法半夏20克，陈皮15克，甘草10克，生

姜30克。

【制备方法】上药浸泡15分钟，大火煮沸后转小火煮20分钟，取液备用。

【使用方法】待药液温度降至40℃左右泡脚，以水位没过小腿为佳。

【主治功能】祛湿通络，减肥消脂。

【方药解说】陈皮能健脾行气，燥湿化痰，法半夏可祛除痰湿，茯苓可健脾祛湿，生姜也可促进湿气排出体外，甘草能调和诸药。用此方泡脚，对体内湿气过重而致的肥胖患者具有良好的减肥效果。

美丽小贴士

减肥的过程，也是一个养生的过程，不要期望通过短暂的控制来获得长期效果，与其把瘦身当成一时的功课，不如将之看成持久、积极的生活方式，这样才能避免反弹，拥有健康的身体。居家或者空闲时间不妨试试按摩下面几个帮助减肥的穴位，身体健康后，在不知不觉中就瘦了。

天枢穴：该穴位于腹部横平脐中，前正中线旁开2寸。按摩时可采用点按的方法，每天按摩50次左右即可。按摩天枢穴可以起到理气助运、清利湿热的作用。

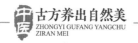
上巨虚穴：该穴位于小腿前外侧，犊鼻（外膝眼）下6寸，距胫骨前缘一横指处，左右各一。每天按压上巨虚穴50次左右，可以帮助消化，改善便秘，调理胃肠系统疾病。

丰隆穴：该穴位于小腿前外侧，外踝尖上8寸，距胫骨前缘二横指处，即外膝眼与外踝尖连线的中点处。每天按揉丰隆穴50次左右，可以起到祛湿化痰，改善腹胀、消化不良等作用。

内庭穴：该穴位于足背第2、3足趾之间趾蹼缘后方的赤白肉际处，左右各一。每天以拇指指尖按压内庭穴1分钟，可以起到调节消化功能，抑制食欲，缓解腹胀、便秘等作用。

此外，每天以肚脐为中心，顺时针按摩腹部30～50次，也可促进消化，缓解便秘，也有助于减肥。小穴位，大妙处，大家要坚持按揉。

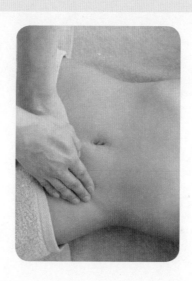

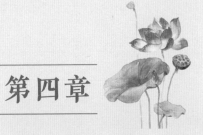

第四章

滋阴养血，告别
月经不调之苦

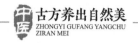
近年来，许多女性在生活中都会遇到一个问题：月经不调。月经不调指的是女性月经周期和经量发生变化，包括月经周期长短、持续时间长短及月经量多少等不同表现形式。这不仅给女性的身体健康带来负面影响，还对她们的生活和心理状态造成困扰。

月经不调的形成原因较为复杂，有多方面的因素。最常见的原因是饮食不规律、紧张的生活节奏和不良的生活习惯。最常见的月经不调症状是月经周期不规律和经量的变化，以及经期的疼痛等症状和表现。一般女性的月经周期为28天左右，持续时间为3～7天，但具体情况因人而异。月经不调是指女性月经周期、持续时间或经量的异常，具体表现为月经周期不足21天或超过35天，或月经周期时间的变化不定；月经持续时间过短或过长；经量过多或过少。月经不调在生活中影响女性身体健康和心理健康。常见的身体症状有经血量过多或者过少，周期较长或者较短；女性在月经期间还会出现头晕、乏力、心慌等身体症状。这些身体症状也会影响心理，进而导致情绪波动，影响学习和工作效率。长期月经不调会对女性身体产生损害，导致不孕症等疾病的发生。月经不调不仅影响女性的生活质量和心理健康，还可能对生育能力产生影响。一些月经不调的症状可能是潜在生育问题的信号，需要引起足够的重视。

综合调理和治疗是改善月经不调的关键。中医饮食调理、调整作息、中药治疗、心理疏导和适量运动等方法都可以用来辅助恢复月经的规律。在日常生活中，女性朋友们可以通过保持良好的生活习惯，尽量减少压力和情绪波动，通过均衡饮食、适度运动等方式来降低患月经不调的风险。

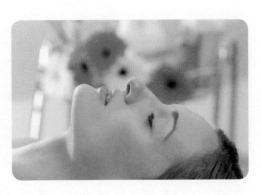

但女性朋友们要注意，月经不调是一个复杂的问题，且个体差异性大。如果月经不调问题持续存在或加重，建议女性及时咨询妇科医生或中医师寻求专业的帮助和治疗。只有科学地评估和个性化的治疗，才能更好地改善月经不调症状，维护女性的身体健康，提高女性的生活品质。

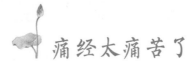

痛经太痛苦了

痛经是最常见的妇科问题之一，指行经前后或月经期出现下腹部疼痛、坠胀，伴有腰酸、呕吐等症状。很多年轻的女性在经期都会被痛经折磨得茶饭不思、苍白憔悴、呕吐汗出，甚至满床打滚。那么从中医角度来说应该如何防治痛经呢？了解预防和缓解痛经的方法，以及筛选适合自己的治疗方法是非常重要的，中

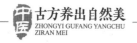
医药治疗痛经有一定优势，不良反应少、安全性高，能帮助患者缓解疼痛的症状，且在治疗期间不会影响患者的生育能力。我们需要认真对待痛经，以便缓解症状并提高生活的质量。

痛经的原因

早在隋代就有对痛经病因病机的认识，如果出现经前或经期小腹冷痛拒按，得热则痛减，经期延迟，经血量少、色暗有块，伴随着畏寒肢冷，面色青白，舌头颜色暗淡，上有一层白苔，很有可能是受寒所致。巢元方《诸病源候论·妇人杂病诸候》中记载痛经发病的本质是经行体虚，外感风寒之邪。到了宋代、明清时期，也沿用了这一观点，如宋代陈自明《妇人大全良方·调经门》中所言"经血虚，则受风冷"，以及宋代齐仲甫所著《女科百问》中所言"风冷之气"。不过对同一病因病机也存在描述上的不同，例如宋代赵佶所著的《圣济总录·妇人血气门》中的"寒气所客"，强调室女之月水来腹痛，阐明痛经好发于女性青春期，可能因先天禀赋不足、素体薄弱而易外感风寒湿邪；明代张介宾所著的《景岳全书·妇人规》则描述为"寒滞于经"或"寒凉"。明代孙志宏所著的《简明医彀》则补充了妇人行经时感受外来寒湿之邪的途径。清代沈又彭在《沈氏女科辑要》中更是具体描述了妇女痛经时外感风邪是从下部而入脉中的。因此最为重要的是平时注意保暖，尤其是下部的保暖，不要居住或常待在阴冷、潮湿或忽冷忽热的环境中。

如果出现小腹胀痛拒按，经行不畅，经色紫暗，经血量少有块，血块排出后痛减，还可能伴随有胸胁和乳房胀痛，舌头往往紫暗，舌面上常有瘀点，很有可能是气滞血瘀所致。自宋代开始，医者们已经将气滞血瘀作为痛经发病的重要因素，气血同源，血液的正常运行，有赖气的推动，若气行不畅，无法行血，则血停瘀生。在明代，医者们认为气血亏虚致痛经，气为血之帅，血液的正常运行赖于气的推动，然而气虚则推动无力，导致血液运行不畅而致痛经。

还有一些原因如肝郁肾虚、肝气乘脾、肾虚等脏腑功能失调等也会导致痛经。

痛经难忍，防大于治

痛经虽是小病，但往往痛苦万分。希望您能够正确认识痛经，消除恐惧和紧张，保持良好的心态，注意饮食和卫生，加强锻炼，再积极配合防治方法，相信一定能够早日去除隐患，远离痛经的困扰。以下是中医预防痛经的一些方法：

调理气血：中医认为痛经与气血不畅有关。中药调理、针刺和艾灸等方法，可以促进气血的流通，调整经络的功能，减少痛经的发生。

暖宫祛寒：在月经来潮前一个星期开始，每天用温水泡脚

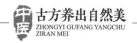

10～15分钟，也可以用热水袋或电热毯暖宫；饮用姜茶或红糖姜茶也有暖宫祛寒的作用。

祛湿化瘀：避免长时间待在潮湿的环境中和穿着过于紧身的衣服，如紧身牛仔裤等，同时，可以使用中药祛湿化瘀。

情绪调理：中医讲求"身心同调"，情绪的波动和压力都可能会引起痛经。中医强调稳定情绪，可通过放松、冥想、注意休息等方式调整心态，减轻痛经。

内调外养，天然古方

内调

趁痛散

【组成】附子、防风、白芷、茯苓、续断各6克，白芍、白术各9克，当归12克，甘草3克，生姜3片，大枣3枚。

【制备方法】上药加水煎煮30～40分钟。

【使用方法】每日一剂，早晚分服。

【主治功能】治经行恶寒身痛。

【方药解说】机体营卫两虚，外邪留恋，内犯冲任，必恶寒身痛然后经行。附子具有扶阳的功效，能够抵御外寒；白芍健中以实卫气，敛阴以滋任脉；当归养血以通冲脉；续断续筋活络，散太阳之邪；白芷散阳明之邪；防风散风于表；甘草缓中于里；茯苓健脾、宁心、利水渗湿；姜、枣和营卫也。本方煎服，使外邪解散，冲任调和而经行一如常度，痛经缓解。

外养

虎杖痛经外用方

【组成】虎杖、月季花、白芷各20克，大黄、川芎各15克。

【制备方法】上药研末（寒凝者加小茴香15克，干姜9克，乌药15克），然后加入开水及烫热的白酒各50毫升。

【使用方法】待冷却至39℃左右（不烫手背）后，装入纱布袋内热熨小腹。若熨久不热，可在纱布袋上加用热水袋，以保持温度。每日2次，每次30～60分钟，5日为一个疗程。

【主治功能】治痛经。

【方药解说】虎杖散瘀止痛，月季花活血调经、疏肝解郁、行气止痛，白芷活血祛瘀、祛风止痛，诸药合用，可缓解痛经。

美丽小贴士

1.艾灸治疗。艾灸是中医常用的一种疗法，可以通过热力刺激改善子宫和经络的血液循环，缓解痛经。可以在经期前一周每天进行艾灸，重点在下腹部和腰部。

2.摩腹。定位：全腹部。操作：患者取仰卧位，医生坐在患者的右侧，以掌摩法作用于患者小腹部。刺激量：操作时应稍用力，带动腹腔深层组织做顺时针环旋运动。每次操作5分钟。①揉气海、关元。定位：气海穴位于下腹部，脐中下 1.5 寸，前正中线上；关元穴位于下腹部，脐中下 3 寸，前正中线上。操作：患者取仰卧位，医生坐在患者的右侧，以拇指分别点揉患者气海穴与关元穴。刺激量：每穴点揉 2 分钟。②擦八髎。定位：俯卧位，在骶区，分别位于正对第 1、2、3、4 骶后孔中。操作：患者取俯卧位。医生站在患者右侧，以掌擦法作用于患者腰骶部上髎穴、次髎穴、中髎穴及下髎穴。擦时用力要均匀。刺激量：每次操作 5 分钟。

3. 运动。适度的运动可以缓解痛经症状，可以进行散步、跑步、瑜伽等运动，有助于缓解痛经带来的不适，但不要过度运动。

4. 适量进食。在痛经期间，应保持适量的饮食，并补充足够的水分。

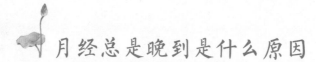

月经总是晚到是什么原因

月经总是晚到，就好像一个不按时上班的员工，总是让人感到困惑。但别担心，这种情况在女性中是相当常见的。月经晚到可能是由于多种原因，如身体变化、压力、不良生活习惯或健康问题等。了解背后的原因，可以帮助我们更好地应对，以保持身体的健康和平衡。记得向医生进行咨询，共同寻找解决办法，让月经按时来，为你的生活增添更多的便利。

女性月经的周期因人而异，通常为每28～35天一次。然而，有时女性的月经周期可能会受到许多因素的影响，造成晚于预期的情况。月经晚到并不一定代表身体出现了疾病，有时可能只是受生活方式或心理因素的影响。如果月经推迟超过两个月，或者伴有其他症状，如严重的腹痛、分泌物异常等，建议及时就医。目前，女性面临工作、生活、人际交往等多重压力，使得月经后期成为女性的常见病和多发病。若治疗不及时，日久病深，常发展为多囊卵巢综合征、闭经，甚至是不孕症，严重影响女性的生殖健康与家庭和谐。

月经晚到的原因

张仲景首次将月经后期阐述为"至期不来"，现代医学称之为"月经稀发"，属于异常子宫出血的范畴。这个病的病因复杂，多由外邪、内因所致。邪气阻滞或精血不足，可引起冲任受损或邪滞冲任，病理产物停聚胞宫，胞宫藏泻失常，血海不能按时满溢而成月经后期。病机分为虚实两端，实者，经脉不利，冲任受阻，气血运行不畅，经血迟滞；虚者，多为肝肾精血不足或劳倦伤脾，气血化源不足，脉道空虚源竭，致冲任亏损，血海不能如期满盈所致。月经后期病程缠绵难愈，初起邪盛，久则正虚。

妊娠：月经后期应先排除妊娠的可能。当受精卵着床在子宫

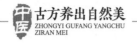
壁上时，激素水平会发生变化，进而影响月经周期。如果怀孕可能性很高，应及时进行妊娠测试。

卵巢功能异常：卵巢功能异常或多囊卵巢综合征等疾病可能导致月经晚到或月经持续时间过长。如果月经周期延长或月经量减少，请咨询医生。

疾病治疗：某些药物的不良反应可能会影响月经进行，如抗抑郁药、抗生素等。接受放、化疗或手术后也可能导致月经晚到。

大量运动或剧烈运动：如果进行大量运动或剧烈运动，身体消耗的能量会增加，这会影响激素的平衡，导致月经周期变化。

精神因素：压力、焦虑、悲伤等心理因素可能导致月经周期出现变化，缩短或延长。

营养不良：营养不良会影响身体的正常代谢，导致月经周期变化。如果女性体重过轻、饮食不良或长期处于营养不良状态，就会导致月经后期，甚至闭经的情况。

月经晚到应该怎么办

观察一段时间：通常每个月周期都正常的女性出现月经晚到的情况时，不必过于担心，可以先观察一段时间，看看自己的月经是否会自行恢复正常。一般来说，如果只是一两天的时间，不必过于紧张，有时候因为一些生活原因，月经也会比平时晚几天才来。

改变生活习惯：如果月经经常晚到，建议女性朋友们改变生活习惯，保持规律作息、均衡饮食、避免熬夜等。这些习惯的坚持有助于身体恢复正常，让月经按时来临。

减轻压力：压力过大也是月经晚到的一个常见原因。女性在日常生活中要学会自我调节，合理规划工作和休闲时间，避免负面情绪的压抑，以减轻自己的压力。

饮食调理：饮食调理在平时生活中也是非常重要的。女性月经晚到时，也可以适量地多摄入一些含铁量高的食物，如动物

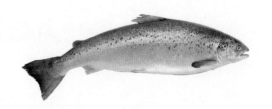

肝脏、蛋黄、鱼类、海带、大枣、黑芝麻等。此外，还可以增加一些富含B族维生素的食物，如全麦面包、糙米、豆类、绿色蔬菜等。这些食物都有助于调节女性身体内环境，缓解生理不适。

注意保暖：冬季气温较低时，女性月经迟来也是比较常见的情况。因此女性朋友们在生活中要注意保暖，不要着凉，特别是经期前后，以免影响健康。

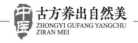
内调外养，天然古方

内调

温经汤

【组成】当归、川牛膝各9克，白芍、乌药各10克，桂心、甘草各3克，川芎6克，莪术15克。加减：经量多者，去莪术、牛膝；腹痛有血块者，加蒲黄9克、五灵脂12克。

【制备方法】上药加水煎煮30分钟左右，注意蒲黄与五灵脂宜包煎。

【使用方法】每日一剂，早晚分服。

【主治功能】温经，散寒，调经。

【方药解说】方中当归、川芎活血祛瘀，养血调经；白芍酸、苦，微寒，养血敛阴，柔肝止痛；甘草益气健脾，以资生化之源，阳生阴长，则气旺血充，且能调和诸药，兼为使药。诸药合用，共奏温经散寒、养血祛瘀之功。

外养

【组成】洋甘菊、鼠尾草、玫瑰各适量。

【制备方法】上药研细，以油调和。

【使用方法】每天涂抹于腹部和靠近腰的后背部。

【适用范围】适用于月经不规律人群。

【方药解说】洋甘菊、鼠尾草、玫瑰的组合，可使月经规律。

美丽小贴士

1. 运动：冬季天气寒冷，不适合剧烈运动，避免出汗过多，使邪气乘虚而入。特别是体质虚弱者更要注意适度运动，可以选择一些缓和的运动，如太极拳、八段锦、瑜伽等。

2. 情志：古书言，"恬淡虚无，真气从之，精神内守，病安从来"，强调了精神安宁、心情舒畅的重要性。患者要注意调整心态，避免大喜大悲，可以通过向家人朋友倾诉、运动或培养兴趣爱好等方式，为不良情绪寻找发泄出口。

3. 穴位按摩：穴位按摩对月经病亦有较好疗效。月经量少者日常可取三阴交、足三里、血海这 3 个穴位进行按摩，按摩时以局部有酸胀感为佳，每日每个穴位按摩 2 ~ 3 分钟即可。

月经量越来越少

在女性的生理周期中，月经是非常重要的一个环节。正常来讲，女性每月的月经量都在一定范围内波动，但在一些情况下，

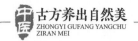
女性的月经量会逐渐变少，甚至少到只有一点少量的出血。一般认为，一个周期的月经总量在20～60毫升为正常。当前的权威诊疗指南认为，月经量＜5毫升才定义为月经过少，而5毫升相当于普通矿泉水瓶盖的容积。一些女性认为，自己的月经量比别人少就意味着卵巢功能不好，甚至卵巢早衰。其实，每个人在激素水平、子宫内膜厚度等方面都存在差异，月经量本来就会有所不同。如果出现月经量＜5毫升，或者突然发生且持续超过3个月经周期的经量减少，就要引起重视了。本节将就月经量逐渐变少的情况进行解释。

月经量少的原因

中医认为，月经量少的原因分虚、实两类。虚者，是指冲任血海亏虚，导致月经量少。多因先天不足，肾气未充，或房事过度损伤肾气，导致肾精亏损，可见腰膝酸软、头晕耳鸣、夜尿频等表现；或因平素血虚，久病、大病导致精血亏虚，可见面色萎黄、头晕心悸、失眠健忘等表现。实者，是指经脉受阻，血行不畅导致月经量少。比如：情志不舒，气滞则血停，或受寒后寒邪留滞于胞宫，使血液运行不畅而成瘀，可见经血中夹有较多血块、小腹疼痛、失眠等表现；或素体多痰湿，痰阻于冲任，多见形体肥胖、白带多、胸闷、口黏等表现。需要提醒的是，育龄女性出现"月经量减少"，首先要排除怀孕的可能。在孕早期、先兆流产或宫外孕等情况下，部分女性会有少量阴道出血，容易被误以为是月经量减少。

生理因素：女性朋友们在不同的生理时期，月经量也会有所不同。在青春期和生育期前，月经量会逐渐增加，而到了生育期后，月经量通常比较稳定，如果女性进入更年期，月经量就会逐渐变少，直至绝经。

病理因素：一些疾病会导致月经量逐渐变少，包括子宫内膜病变、压迫性卵巢囊肿、卵巢功能减退等，这些疾病会影响到女性的生殖系统，进而影响到月经量。

药物因素：有一些药物，如避孕药、抗抑郁药、激素类药物等，会对女性的生殖系统产生一定的影响，导致月经量变少。

饮食因素：过度节食或者过度提高运动量也会对女性的月经量产生影响，过度减肥或吃素会导致女性体内的营养不足，会影响到月经量。

月经量逐渐变少有哪些影响

可能会影响到生育能力：月经量逐渐变少可能代表着女性生育能力下降。如果月经量过少，就有可能说明排卵功能不正常，这会给女性的生育能力带来一定的影响。

容易引发健康问题：月经量逐渐变少会导致女性的身体出现其他问题。过少的月经量与女性的内分泌失衡有关，这容易导致女性出现一系列不良反应，如头痛、心悸、失眠等，也会加速绝经的进程。

增加情绪的波动：在经期中，女性情绪非常容易波动，如果月经量逐渐变少，情绪波动也会加强，严重的话甚至会造成心理障碍。

如何应对月经量逐渐变少

建立良好的生活习惯：女性朋友们应该逐渐建立良好的生活习惯，保证饮食均衡，作息规律，避免长时间站立等行为，并通过适当的运动方式来增强身体免疫力。

注意饮食调理：饮食上，要多吃一些富含蛋白质、无机盐等的食物，如绿叶蔬菜、肉类、蛋类、豆类等，以增加身体的营养素摄入量。

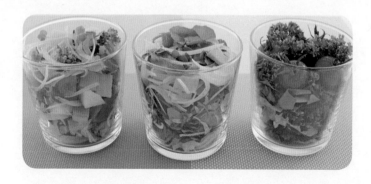

医疗干预：如果月经量逐渐变少且持续时间较长，女性朋友们应该及时到医院进行检查。

内调外养，天然古方

内调

桃红四物汤加减

【组成】桃仁、赤芍、生地黄、香附、乌药、蒲黄、五灵脂、京三棱各9克，红花、川芎各6克，当归10克，泽兰叶12克。加减：瘀久化热者加丹皮9克、炒山栀10克；腹胀者加枳壳、木香各9克；经少不畅、腹痛者加桂枝6克、莪术12克、王不留行9克；气滞血瘀者加木香9克、小茴香6克。

【制备方法】上药加水煎煮约30分钟，蒲黄、五灵脂需包煎。

【使用方法】每日一剂，早晚分服。

【主治功能】活血，化瘀，调经。

【方药解说】桃红四物汤以祛瘀为核心，辅以养血、行气。方中以强劲的破血之品——桃仁、红花为主，力主活血化瘀；以当归滋阴补肝、养血调经；以赤芍养血和营，以增补血之力；川芎活血行气、调畅气血，以助活血之功。全方配伍得当，使瘀血祛、新血生、气机畅。化瘀生新是该方的显著特点。

外养

茱萸浴汤

【组成】吴茱萸、杜仲、蛇床子、五味子各6克，木香、丁香各3克。

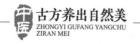
【制备方法】上药切如麻豆大，以纱布包裹，加水煎煮20分钟左右。

【使用方法】煎汤趁热熏外阴，以手淋浴，早晚二次熏洗。

【主治功能】治下焦虚冷，脐腹疼痛。

【方药解说】吴茱萸散寒解郁，杜仲补肝肾、强筋骨，五味子具有收敛固涩、益气生津、补肾宁心的功效，丁香具有温中降逆、温肾壮阳的功效，木香疏肝理气、健脾和胃、行气止痛。

美丽小贴士

1. 适寒温：经水为血所化，血得热则流畅，遇寒则凝泣。经行之际，胞脉空虚，若感受寒邪，寒凝气血，经络阻滞，常可发生痛经、闭经等；若感受热邪，热扰血海，迫血妄行，多发为月经先期、经期延长、崩漏等。因此经期应注意寒温的调节，避免冒雨、涉水、游泳，勿食生冷之品；尽量避免炎暑高温作业，勿食辛烈辛燥之物。如古籍所言："凡经行之际，禁用苦寒辛散之药，饮食亦然。"

2. 调情志：月经期经血下泄，阴血偏虚，肝气偏盛，此时情绪易于波动。若遇惊恐、恼怒、忧思等不良情志刺激，可使冲任气血失和，进而发生月经病。因此经期应保持情绪稳定，心情舒畅，避免七情过度。《女科经纶》言："妇人以血为海……每多忧思忿怒，郁气居多……忧思过度则气结，气结则血亦结……忿怒过度则气逆，气逆则血亦逆。气血结逆于脏腑经络，而经于是乎不调矣。"

3.适劳逸：经期应避免过度疲劳，不宜参加重体力劳动和剧烈运动，劳则气耗，若劳倦伤脾，脾虚气弱，统摄无权，冲任不固，可致月经先期、月经过多、经期延长，甚则崩漏。《丹溪心法》云："若劳动过极，脏腑俱伤，冲任之气虚，不能约制其经血，故忽然而下，谓之崩中暴下。"

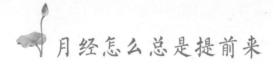

月经怎么总是提前来

月经总是提前来，让人措手不及，但不要担心，这种情况也是常见的。月经提前来可能是由于多种原因，如体内激素水平的变化、身体状况的调整或生活方式的改变等。有时候，压力、情绪波动或环境变化也可能影响月经周期。重要的是要试着了解自己的身体和月经周期，以便更好地应对和适应这些变化。如果你对月经提前来感到困惑或担心，建议咨询医生或专业的保健人员，他们可以提供更具体的建议并帮助你找到适合的解决办法，让你的月经更准时，让你的生活更加有序。

月经提前来的原因

中医学表明，月经先期以阴虚血热型为主要证型，病机是

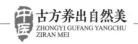
素体阴虚，或失血伤阴，或久病阴亏，或多产房劳而耗伤精血，以致阴液亏损，虚热内生，热伏冲任，血海不宁，则月经先期而下。

肾阴虚是月经先期的主要原因。女性以血为本，天癸阴精亦与血有关，治疗月经先期的目的并不只是止血，而在于促进阴阳的顺利转化，所以在治疗上要注意补肾与补血两方面的结合。

妇人平素过食肥甘辛辣厚味之品，久而成湿热，湿热下注伤及血络，营血溢出脉外，致月经先期。

肺为华盖，为相傅之官，主气，主肃降，太阴为燥邪所伤，气逆咳嗽，气虚不能治血，上虚无以治下，宜下病上治，可见经血濒临，宜下病上治。

紧张情绪：当女性处于精神压力或紧张情绪时，体内会产生一种叫作肾上腺素的激素，这种激素会促进子宫壁的收缩，导致月经周期提前。

药物使用：一些药物，如紧急避孕药等，可能会影响体内激素水平，导致月经周期提前。

生活习惯：不良的生活习惯，如饮食不规律、饮酒、吸烟等，都可能导致内分泌系统紊乱，从而影响月经周期。

疾病因素：一些疾病，如多囊卵巢综合征、子宫内膜异位症等，都可能影响女性的生殖系统正常运作，从而导致月经周期的变化。

年龄变化：随着年龄的增长，女性体内的激素水平会发生变化，月经周期也会随之发生改变，有时候可能会提前。

气候变化：气候的变化也可能影响月经周期，气温变化、气压变化等都可能导致月经周期提前或推迟。

月经提前应该怎么办

保持放松：避免精神压力和情绪波动，可以适当地听音乐、做瑜伽等，进行一些放松身心的活动。

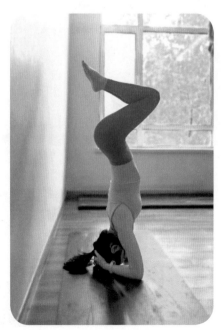

饮食调理：保持饮食健康，避免食用辛辣、油腻、寒凉等易引起月经紊乱的食物，多摄取高钙、高纤维、清淡、易消化的食物。

热敷：可以将热水袋或毛巾敷在小腹部位，以缓解疼痛和不适。

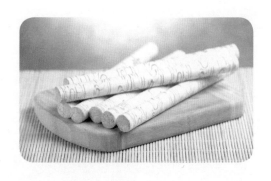

艾灸：在经期进行热敷、温灸，可活血、祛寒、缓解经期不适。

中药调理：适当服用一些中药，如当归、川芎、生姜、熟地黄等，可以调理体内气血，缓解经期不适。

合理运动：适当进行有氧运动，可以促进新陈代谢和血液循环，缓解经期不适。

内调外养，天然古方

内调

固阴煎

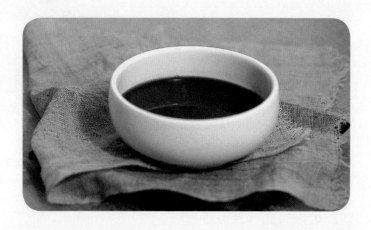

【组成】人参、熟地黄、山药、山茱萸、远志、炙甘草、五

味子、菟丝子各3克。

【制备方法】上药加水煎煮约30分钟。

【使用方法】每日一剂，早晚分服。

【主治功能】补肾益气，固冲调经。

【方药解说】方中菟丝子补肾而益精气；熟地黄、山茱萸滋肾益精；人参、山药、炙甘草健脾益气，补后天、养先天，以固命门；五味子、远志交通心肾，使心气下通，以加强肾气固摄之力。全方共奏补肾益气、固冲调经之效。腰痛甚者，酌加续断、杜仲补肾而止腰痛；夜尿频数者，酌加益智仁、金樱子固肾缩尿。

外养

芩术四物汤

【组成】熟地黄、当归、黄芩、白术、炒白芍各6克，川芎3克。

【制备方法】上药煎煮30～40分钟。

【使用方法】熏洗外阴。

【主治功能】清热凉血，养血调经。

【方药解说】方中熟地黄滋阴补肾，养血补虚；川芎活血祛瘀，祛风止痛，镇静；当归补血活血，调经止痛；黄芩清热燥湿，泻火解毒，止血安胎；白芍调经养血。诸药合用，共奏清热凉血、养血调经之效。

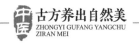
美丽小贴士

　　如果经期提前超过 7 天，伴有异常色泽、味道，异常经量，异常黏稠或腥臭味等情况，应该寻求专业医生的帮助，并根据医生的建议进行治疗。治疗时，应注意避免自己乱用药物或使用不正确的治疗方法，以免加重症状。月经先期的原因可能有很多，有时候可能是身体状态的临时变化所致，而有时候可能是某种疾病的表现。如果多次出现月经周期异常情况，应该及时就医，了解原因并接受专业治疗。同时，女性应该保持身体健康，注意健康饮食、规律作息和身心健康，及时治疗疾病，避免因身体不健康而引发经期不适，避免受不良的生活习惯和紧张情绪的影响。

　　也可用冥想调养法。全身自然放松。自然呼吸，吸气时，腹部隆起，呼气时，收腹凹肚。呼吸应均匀、细长。吸气时，舌抵下腭；呼气时，舌抵上腭，叩齿 72 次，待口中津液满，分 3 次缓慢咽下。每次下咽时，用意念引津下入丹田，化作丹田之气，然后引丹田之气沿小腹正中线下行至阴部，再经肛门至尾闾，再向上沿脊柱上行至头顶，从头顶下行经面入口中，此为 1 通。共行 3 通。意守丹田，默念"吹"声，并遐想与病情相反的感受，如月经过多，则遐想月经渐少至正常；月经后期则遐想月经逐渐提前至正常。本方法每日早晚各 1 次，每次 25 ~ 50 分钟。

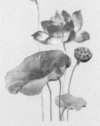

第五章

惊艳韶华，如何
实现逆龄生长

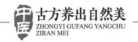
自古以来，我们对于靓丽容貌的向往始终如一，对于年轻的追求更是锲而不舍。古人将女孩子的青春之龄冠以"豆蔻、桃李、花信"的称谓，道尽了女子的温婉、柔情与美好，更体现了古人憧憬韶华的极致浪漫主义。只可惜，美人终将迟暮，头发会逐渐由乌黑变为灰白，皮肤会逐渐由紧致变为松弛，牙齿会逐渐由乳白变为淡黄，眼睛会逐渐由明亮变为暗淡，身体会逐渐由挺拔变为蜷缩……日月如梭，岁月会逐渐在我们的身体上刻下印记。

近年来，逆龄生长之风席卷而来，正成为现代女性追求的目标之一；而所谓逆龄的要素，必然离不开年轻的容貌以及姣好的身材。此外，逆龄更是一种充满自信、明艳大方的特质。

现实中，我们常常会见到有一些人，年龄不大，却容颜憔悴，而又有一些人似乎逃过了岁月的摧残，即使年过半百，却依然保持着年轻的面庞、明亮的眼眸及挺拔的身姿，做到了真正的逆龄生长。虽然年龄不能改变，但是衰老是可以延缓的，例如，我虽然四十岁了，但是我测得的生物年龄还不到三十岁，这就离不开日常生活中诸多方面的注意。

制订饮食、锻炼和心理调节的综合调理方案是实现逆龄生长的核心。养成健康的生活方式、心理习惯，可以让自己看起来更加光彩照人，青春靓丽。在日常生活中，我们需要适当调整生活习惯，保持良好的皮肤状态和乐观的生活态度，让身体充满活力。除此之外，我们还可以根据自身的状况，运用一些驻颜古方，通过中医调理来达到延缓衰老的目的。只有持续的努力和好的生活习惯，才能让我们保持年轻、美丽和健康的状态，展现出最好的自己。

　　总之，想要实现逆龄生长，就要了解是什么拉开了我们与年轻的距离。本章将为大家详细讲解我们应该如何延缓衰老，留住青春。

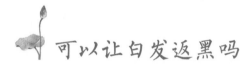

可以让白发返黑吗

　　中国人在美学上向来是有研究的，乌发蝉鬓、娥眉青黛、朱唇皓齿映射出古典美人高雅柔和的温婉气质。作为中国五正色之一的黑色，象征着沉稳、神秘和刚毅，满头乌黑浓密的秀发也最能彰显东方女性独有的韵味。不仅如此，头发的颜色还是人体健康的晴雨表，黑发往往提示着一个人气血充足、精力旺盛。然而，乌黑的秀发并非人人皆有，"少白头"在现代人群中越发常见，日常生活中，我们经常会看到一些人，年纪轻轻却已满头白发，不仅显得没有精气神，影响自身气质，还会对健康及生活造成许多不良的影响。那么，已经变白的头发还能重新变黑吗，医

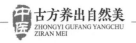

学上针对白发返黑是否有一些有效的方法呢？

一夜白头是危言耸听吗

武侠小说中常常会出现主人公一夜白头的桥段，纵观古今中外历史长河，一夜白头的故事也并不少见。先有春秋末期，谋略家伍子胥遭楚平王追杀，因难过韶关而一夜急白了头的故事；后有法国国王路易十六的王后玛丽·安托瓦内特被送上断头台前头发一夜变白的记载。不可否认，这些故事或许存在着某些夸张成分，但一夜灰头或多夜白头的现象确实会发生。

那么，头发为什么会在短时间内变白呢？中医上讲情志病，怒伤肝，思伤脾，恐伤肾，情志过度会损伤五脏功能，使气血失调，身体难以维持正常的功能。阴阳失衡，人就会生病。事实上，已有研究表明，精神压力过大会导致头发迅速变白。由于头发的颜色离不开毛囊深处色素干细胞的工作，精神压力会使得我们体内的交感神经被过度激活，释放大量去甲肾上腺素，与色素干细胞的特定受体结合，使得色素干细胞过早耗尽而无法分化出色素细胞，从而使得头发无法"上色"而变白。

值得注意的是，压力造成的白发在日常生活中是最常见的。所以，管控情绪，缓解压力，避免去甲肾上腺素水平过高是防止短时间内头发变白最有效的方式之一。

144

白发产生的原因是什么

西医认为，白发主要是毛发中黑色素形成减少而引起的，而毛发中黑色素形成减少主要是毛囊中黑色素细胞损伤或功能障碍、黑色素小体较少或酪氨酸酶活性降低造成的。白发的形成可分为先天和后天。先天性白发往往与家族遗传因素有关。后天性白发形成的原因有很多种，常见的主要有不良的生活方式、营养障碍、某些慢性消耗性疾病、某些内分泌疾病，以及过度紧张、焦虑、恐慌等心理因素。

从中医角度来看，白发的脏腑定位主要在肾、肝、脾三脏，其中和肾关系最为密切。《黄帝内经》中记载"肾者……其华在发"，说的是头发的生机，根源在于肾气。头发的生长要靠肾精的滋养：肾气充盛的人，头发往往乌黑茂密，而肾气虚弱的人，头发往往花白枯槁。中医认为"发为血之余"，头发的状况可以反映出人体内气血的盈亏。气血充足，头发往往是润泽的；气血不足，头发就会干枯、发白。肝藏血，脾胃是气血生化之源，因此，头发的生长状况与肝脾也有密切的关系。"久卧伤气，久视伤血"，现代人由于缺乏运动，以及有过多使用电子产品、熬夜等不健康的生活方式，往往容易伤及气血，加之喜欢吃肥甘厚腻或生冷的食物，容易损伤脾胃，使脾胃运化能力减退，气血生化乏源，从而导致头发失去滋养而变白。依据上文所述，我们了解

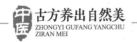

到，好的发质需要依靠气血的滋养。有些人发现自己头发早早变白，而且脸上常常长斑，这往往是体内有瘀血，血脉不通畅，使得新血无法到达头部，头发失去濡养造成的。此外，当代快节奏的生活方式使得焦虑症、抑郁症等精神疾病多发，心情不舒畅会导致肝郁血热而使毛根失养，这也是造成白发的原因之一。

白发是否可逆

对于白发变黑，人们首先会想到染发，但是染发剂并不能从根本上使发质改变，而且经常染发还会诱发各种疾病，危害人体健康。

那么，白发是否真的可以重新变为黑色呢？答案是肯定的。虽然目前还没有确切的理论依据来阐明白发返黑的原理，但是我在临床上遇到过很多白发变黑的案例，可以证实这一观点。例如，有一位49岁的女士，找我调理之时头顶有一块明显的斑秃，周围的头发也夹杂着很多白发，肤色偏黄、无光泽且脸上有斑，使用调体处方调理了一段时间之后，这位女士不仅斑秃好了，而且头发整体也比之前黑了很多。还有好些男士有类似的情况，使用中药调理了一两个月之后，他们的头发都浓密和变黑了不少。

事实上，针对白发变黑，中医药在这方面有着独特的优势，我们可以采用中药内服、中药外洗、针灸推拿及药膳等治疗方法。因此，不论是不健康的生活方式导致的头发早白，还是随着年龄增长而产生的老年性白发，我们都可以通过辨体—辨病—辨证的思路进行调理，从而达到白发变黑的效果。

内调外养，天然古方

内调

扶桑至宝丹

【组成】桑叶、白蜜各500克，黑芝麻120克。

【制备方法】将桑叶与黑芝麻研末，用白蜜调和为丸，如梧桐子大。

【使用方法】每天2次，每次10丸，早以盐汤，晚以酒送服。

【主治功能】滋补肝肾，驻颜乌发。

【方药解说】桑叶轻清升散，可以疏风清热；黑芝麻质润多脂，色黑主降，符合中医以黑养黑的原理，能够滋肾养肝，从而达到润燥乌发的功用。桑叶以升为主，黑芝麻以降为要，两物皆属于药食同源，相配使用，一升一降，升降相伍，清上而滋下，共增乌须黑发之力。

外养

侧柏叶煎

【组成】侧柏叶50克。

【制备方法】侧柏叶煎煮10分钟左右去滓，留取药液备用。

【使用方法】外用淋洗鬓发。

【主治功能】生发乌发。

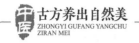
【方药解说】侧柏叶有凉血止血、生发乌发之功，外用可治疗血热脱发、须发早白。

【方药故事】侧柏树随着年岁的增长，根部越发茂盛之时，它的树叶也会越发青翠浓密，如北宋著名文学家王安石"岁老根弥壮，阳骄叶更阴"的美誉。古人相信长青的柏树中必定蕴藏着延年抗衰的秘密，通过这种朴素的想象，再加上生活中经验的不断积累，古人发现了侧柏叶乌发生发、养颜益寿的神奇功效。

古时流传着这样一个神话故事：相传汉成帝时，有一名猎人进入终南山，意外看见一个身上长满黑毛、不穿衣服的野人。猎人见状，当即对野人展开追捕。然而，这野人一见到猎人便迅速逃走，只见他轻轻松松便跳过沟坎，动作十分敏捷，如同猿猴一般，猎人费尽全身的力气也没能追上他。第二天，猎人邀请同伴一同前往山中搜寻，果然又遇到了野人。众人从四面八方将其包围，成功捉拿到了野人，才发现所谓的"野人"原来是秦王的一位宫女。宫女向大伙解释，当时关东反贼攻打王宫，秦王出宫投降，宫中大乱，她趁乱逃到终南山，没有食物可以充饥，饥寒交迫之时，幸好遇到一位老翁教她吃山中的侧柏叶充饥。起初她觉得苦涩难吃，后来慢慢习惯，身体竟变得轻便且力大无穷，爬山越涧毫不费力，夏天不觉得热，冬天不觉得冷。彼时的她已靠着吃侧柏叶过了两百多年，身体却几乎没变老。因此古人认为侧柏叶具有轻身延年，生发乌发的神奇功效，这段神话也为侧柏叶增添了一层神秘的色彩。现如今，侧柏叶在中医药中被广泛应用，深受中医师和患者的青睐。

美丽小贴士

1. 学会调节情绪，避免过度紧张，当有焦虑或抑郁症状时，应积极进行心理疏导，保持愉悦的心情，避免情绪激动。

2. 养成良好的生活习惯，规律作息，保证充足的睡眠，避免熬夜，保持适当运动量。

3. 不暴饮暴食，少抽烟，少吃辛辣油腻或生冷食物，多食用富含铁元素的蔬菜，如菠菜、芹菜等食物。饮食上还可以多食用黑色的食物，如黑豆、木耳等，可使头发乌黑有光泽。

4. 睡前、睡醒，以及洗完头发的时候，可用双手或者梳子以适当力度按摩头部，促进头皮血液循环，以帮助其生长出乌黑秀发。

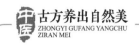
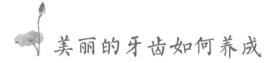

美丽的牙齿如何养成

自古以来，我们常用"唇红齿白""明眸皓齿"来形容貌美的女子，可见，拥有美丽的牙齿一直是诸多爱美人士的追求。当今社会，人们的健康意识越来越强，对自身美丽的要求也越来越高。据调查，人们初次见面时，对他人牙齿的关注度仅次于对眼睛的关注度。展现出一口洁白牙齿的微笑通常更具有感染力，也更能彰显一个人的自信心。因此，坚固而又洁白的牙齿不仅关乎着人们的身体健康，而且关乎着人们的社交和生活质量。正常情况下，随着年龄的增长，我们的牙齿会出现不同程度的磨损、发黄、牙缝增宽等问题，不仅影响美感，还不利于口腔健康。拥有美丽的牙齿不仅可以提升一个人的颜值，还会起到"减龄"的作用。那么，我们如何才能拥有一口美丽的牙齿呢？

美丽的牙齿长什么样

当我们看到荧幕上的明星们拥有一口洁白而又整齐的牙齿，而且笑起来很有感染力时，通常会在不经意间投以羡慕的眼神。然而，现代人一味地追求亮白的牙齿，甚至将自身健康的牙体组织磨小，套上烤瓷牙套，抑或是频繁进行冷光美白等项目，这些都可能会导致牙龈软组织损伤，使牙齿出现不同程度的敏感、酸痛现象，甚至影响咀嚼功能。事实上，美丽的牙齿绝不应该只体现在外形上，更应该是坚固且健康的。

首先，判断牙齿外形美丽与否，最重要的当然是要看牙齿的形态与色泽两个方面。好看的牙齿排列要整齐，无龅牙、兜齿等牙齿畸形现象，牙齿坚固，表面平整，无龋洞；齿色干净白皙，无污垢，晶莹，有光泽和质感。值得注意的是，牙本质为淡黄色，包裹于外层的牙釉质呈现乳白色，并且牙齿也并非越白越好看，而应该与自身肤色相称。

除此之外，好看的牙齿还需要依托健康的牙龈。牙龈是覆盖在牙槽骨表面的一层很薄的软组织，呈淡粉色，边缘呈弧扇形，质地坚韧、微有弹性，紧密地包绕着牙齿的颈部。牙龈疾病多数会出现牙龈发红、出血，甚至溢脓的症状，不仅影响美观，还威胁着口腔健康。

牙齿为什么会发黄，牙龈为什么会红肿

西医学认为，牙齿发黄，一般分为外源性着色和内源性着色。外源性着色主要是由吸烟，喝茶、咖啡、红酒、可乐、深色中药等带色饮品使牙齿着色导致的。内源性着色主要是指牙齿内部先天性变色，例如四环素牙、氟斑牙等。此外，牙齿本身也会有增龄性变化，每一颗牙齿在刚露头时牙釉质都是乳白色的，随着年龄的增长，部分牙釉质受到磨损，则会逐渐呈现出淡黄色的

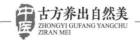
牙本质颜色。牙龈红肿发生的原因主要是牙龈炎或牙周炎。

从中医角度来看，牙齿和骨骼有着千丝万缕的联系，而肾又统领着骨的生长发育，因此，牙齿和肾的关系是最密切的。牙齿是否坚固和肾气的盛衰密切相关。如果肾气充足，那么牙齿就会莹白、有光泽，不仅看起来美观，而且坚固无病；但是，如果肾气虚弱，牙齿就会变黄变黑，在食用过冷、过热或者是过酸的食物时，容易敏感，甚至松动、脱落。中医认为牙龈等牙周组织是胃中气血的外在表现，牙龈肿痛、出血、腐烂与胃肠之火有关。胃经、大肠经和三焦经三条经络都穿过牙齿，因此食用辛辣饮食或是环境过于湿热导致胃肠和三焦的湿热上蒸，都可以导致齿病。我在门诊上常常会遇到一些患者，因为口苦口臭和口腔溃疡来调理，经过体质辨识，发现这些人往往是湿热体质，这些症状是湿热上蒸于口中所导致的。此外，肾阴虚导致虚火上炎，也会引起牙龈红肿痛等口腔问题。

要想拥有美丽的牙齿，除运用现代医学技术进行牙齿整形与美容之外，针对外源性牙黄，我们还可以运用古法进行牙齿的清洁。另外，中医认为，顾护和保养肾气，是保健固齿的治本之道。牙齿坚固，没有口腔疾病，牙齿自然会变美。因此我们平时可服用益精填髓类中药帮助我们坚固牙齿，减少牙齿疼痛、松动与脱落等问题。

古人洁牙小知识

美丽牙齿的养成自古以来就是人们所重视的问题。在还没有牙刷和牙膏等现代洁牙工具时，我们的祖先就已运用智慧研发出了一系列清洁牙齿的工具与方法。

首先，古人运用一系列可食用的物品进行漱口洁齿。最早，古人以盐水漱口洁牙，早在《礼记》中便有"鸡初鸣，咸盥嗽"的记载，意思就是说在早上公鸡开始打鸣的时候，人们就开始用咸的东西漱口。那么，这个咸的东西是指什么呢？这自然就是盐了，除了盐，还有茶叶，有条件的富贵人家会在饭前用茶水漱口，可见那时候的人们已经有了洁净牙齿的意识了。现代研究也表明，盐水有抑菌和舒缓口腔不适的作用，茶叶中的茶多酚有预防龋齿和口腔溃疡并清新口气的功效，证实了古人在洁牙方面的智慧。

古人还制造了类似于牙刷的工具进行牙齿清洁，他们认为只是将盐含入口中用以清洁牙齿，没有工具的辅助，断然是清洁不干净的，因此便出现了最早的"刷牙"工具——杨柳枝。晚唐时期的人会把杨柳枝泡在水里，等到要用的时候，就拿出来用牙齿咬开杨柳枝，里面的纤维就会冒出来，像细小的木梳齿一样，清理牙齿非常方便，古语说的"晨嚼齿木"就是这个道理。大约一千五百年前，古人开始利用半圆形的木条来刮除牙齿上的牙菌

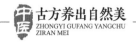
斑和牙结石。据说，这种木条起初只有在中国和印度才有。刚开始，这种"牙刷"是僧侣在祭祀前用来清洁牙齿的，后来才渐渐被普通人使用；再后来，有人觉得可以改造一下，让它变得更好用，于是把木条的一端削尖，另一端做成刷子状，早期的"牙刷"就这样诞生了。

此外，早在宋代，古人就制作了"古牙膏"用以清洁牙齿。古人用柳枝、槐枝、桑枝加水熬制成膏，再加入姜汁、细辛等物混合制成牙膏，以便更好地洁牙以保持口腔健康。

内调外养，天然古方

内调

清胃散

【组成】升麻12克，当归身、生地黄、黄连、牡丹皮、黄芩、细茶各9克，石膏6克，酒大黄、细辛各3克。

【制备方法】石膏捣碎以纱布包裹，与诸药共入水煎约20～30分钟。

【使用方法】饭后服用。

【主治功能】清胃凉血，固齿止痛。

【方药解说】方用黄连、黄芩、石膏、细茶以清泻胃腑之邪热，可治疗胃火而引起的牙痛。升麻引诸药上行入齿，并且能够清热解毒，宣达郁遏的伏火。牡丹皮清热凉血，生地黄凉血滋阴，当归身养血活血，细辛是治疗牙痛的专药。诸药合用，共奏清胃凉血、固齿止痛之效。

外养

御前白牙散

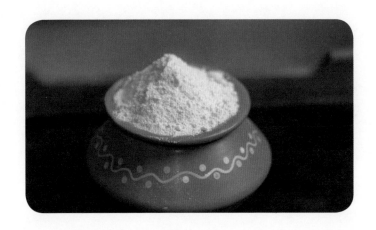

【组成】石膏120克，大香附30克，白芷22克，细辛、防风各15克，甘松、山柰、藿香、沉香、川芎、零陵香各10克。

【制备方法】石膏另研，共为细末，和匀备用。

【使用方法】先以温水漱口，后以药粉擦牙。

【主治功能】洁齿白牙，香口辟秽。

【方药解说】本方是明代皇帝洁齿白牙的宫廷秘方。方中重用石膏，清热泻火，可预防牙龈红肿，还有洁齿、增白之效；再用香附、甘松、藿香、山柰、沉香、零陵香芳香辟秽，可清新口气；白芷、细辛、川芎、防风芳香通窍，有祛风止痛的功效。诸药合用，共奏洁齿香口、健齿白牙之效。

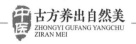

美丽小贴士

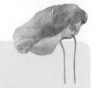

1. 注意口腔卫生，按时刷牙，选择合适的牙刷、牙线等清洁工具，运用巴氏刷牙法刷牙。

2. 加强自我保健意识，定期找口腔医生进行检查。

3. 清淡饮食，少吃含糖量高的食物，防止细菌滋生，多吃富含钙、磷、铁等无机盐和维生素类的食物。

4. 喝完咖啡、中药等深色饮料后及时漱口。

5. 保持良好的心情，防止气郁化火而引发牙周疾病。

6. 定期进行叩齿及牙龈按摩等传统保健固齿方法，改善局部血液循环，强肾固齿，预防龋齿。

 # 明亮透彻的眼睛代表你还年轻

眼睛被誉为"心灵的窗户"，是人体感受器中最重要的器官之一。顾盼生辉、秋水明眸，灿若星辰、星眸微转……在人体的五官中，描述眼睛的词汇最多也最美。浑浊无光的眼睛总是给人沧桑、疲倦、老气的感觉，而清澈明亮的眼睛则会给人清纯、年少、聪明的感觉。因此，"眼里是否有光"常常被认为是衡量一个人是否年轻，是否充满活力的标志之一。俗话说，"人老眼先衰"，眼部的衰老是人衰老较早出现的表现，因此，若是想要实现"逆龄"生长，眼部抗老尤为重要。那么，眼部衰老的因素有哪些，我们怎样才能拥有一双明亮透彻的眼睛呢，本篇将为大家详细讲解。

造成眼部衰老的三大"杀手"

想要拥有一双明亮清澈的大眼睛，水汪汪的眼球固然重要，但作为眼球的邻居与守卫，眼周的皮肤状态自然也不容忽视。直接影响着眼部外观的熊猫眼、鱼尾纹和大眼袋，被认为是造成眼部衰老的三大"杀手"。许多爱美的女孩子都对它们深恶痛绝，日常用着各种各样的眼霜与之抗衡却又时常无可奈何，到底三大"杀手"的真实面目是怎样的，让我们一起来了解一下吧。

黑眼圈

也就是我们俗称的"熊猫眼"，是指眼周灰色暗沉的状态，以下眼睑黑眼圈最为常见。大熊猫黑黑的眼圈总是给人一种憨态可掬、萌萌的感觉，可是当"熊猫眼"出现在人的脸上时，却会给人以疲劳、悲伤、病态的感觉。黑眼圈虽然不会对人体健康造成影响，但是可作为一种信号，提示患者可能存在睡眠不足、压力过大等情况。它主要是由熬夜、视疲劳、衰老等导致眼部皮肤血管的血流速度过于缓慢而形成滞流、血管堵塞、代谢废物逐渐积累，使得眼部色素沉着而形成的。根据黑眼圈不同的形成原因，可将其分为色素型黑眼圈、血管型黑眼圈、结构型黑眼圈以

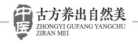

及混合型黑眼圈。

中医认为黑眼圈的发生与五脏，尤其是肝、脾、肾都有着密切关系。根据中医眼科"五轮学说"，眼周皮肤归属于脾，因此，如果脾虚，生化能力不足，气血虚弱，就不能上达于眼，眼睛失去滋养就会呈现暗黑色；如果运化无力，导致人体内产生痰湿，阻塞经络，那么眼圈就会呈现青黑色。肝脏的精气通于眼睛，大多数的女性心思细腻，经常情绪压抑或者烦躁会导致肝气郁滞，使得气血运行不畅；此外，长期熬夜，肝血不足，眼睛失去濡养也会出现黑眼圈。此外，若一个人除黑眼圈之外，还有疲惫、眼睛干涩、腰酸腿软的症状，则属于肾虚，这是由于肾藏精，在五色中对应黑色，肾虚而双目失养，那么就会显于眼周而出现黑眼圈。

鱼尾纹

鱼尾纹是在眼角和鬓角之间出现的眼部皱纹，因其纹路与鱼尾相似，故称鱼尾纹。眼周皮肤娇嫩，皮下脂肪较薄，弹性较差，随着年龄的增长，人体内的胶原蛋白逐步流失，加之睁眼、闭眼、哭、笑等日常动作都需要眼部来配合，容易导致眼角皮肤弹性衰退而出现鱼尾状皱纹。一般30岁左右时眼角的皱纹开始出现，并随着肌肤吸收养分和锁住水分的功能衰退而日趋明显。

中医认为眼角是足少阳胆经的起源处，胆气不足，功能衰退时，就会产生鱼尾纹。除胆经之外，三焦经也巡行此处并与胆经交会，因此，胆经和三焦经气血不通畅或不充盈，也会导致鱼尾纹的出现。

眼袋

眼袋是由眼睑部位的皮肤松弛、萎缩，眼周肌肉组织支撑力减弱，眼下结缔组织发生水肿造成的，多见于下眼睑。严重的眼袋不仅使面部显得衰老和憔悴，对容貌美观和精神面貌产生明显的影响，而且还可能进一步加重眼睑松弛，引起下眼睑内翻或外翻等眼部并发症。

中医认为眼袋产生的根本原因是脾胃虚弱。首先，脾的主要功能是运化水湿，脾虚运化无力，水湿等本该排出体外的废物滞留在眼部，就会导致眼睑水肿，形成眼袋。其次，脾主肌肉，能维系肌肉的正常功能，脾虚会导致眼睑肌肉松弛，眼部皮肤下垂使得眼袋增大。另外，从中医经络学的角度来讲，眼袋的部位是足阳明胃经的起始处，因此，眼袋的形成与脾胃的关系十分密切。

造成眼部衰老的原因有哪些

除上述眼周出现黑眼圈、眼部细纹、眼袋等表现外，眼部的衰老还主要表现为巩膜发黄、眼白变浑浊、眼睛干涩、视物模糊，以及眼睑松弛、眼眶凹陷等。西医认为，随着年龄的增长，人体内新陈代谢速率减慢，眼球壁逐渐增厚，有些脂质物质沉着在眼球壁，使得眼球变得浑浊，会给人一种眼里缺少"光"的感

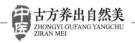
觉。除了年龄的增长以外，现代人过度使用电子产品及熬夜等也会使得眼睛出现干涩感，出现红血丝，容易疲劳，从而加速眼部的衰老。

从中医的角度来看，"五脏六腑之精气，皆上注于目而为之精"。表明眼睛与脏腑经络有着密切的联系，可以反映出人体各个脏腑精气的盛衰。其中，肝开窍于目，且肝脉连于目系，因此，目与肝的关系最为密切。肝的生理功能是贮存血液，并靠肝的疏泄功能来调节血量，将血液输布于全身。肝血滋养眼睛，保护视力，使得眼睛功能正常。也就是说，肝血充足，人就会双目有神，视物清晰；如果肝血不足，目失所养，两眼就会干涩昏花，视物不清。此外，经常生闷气或者发脾气都会致使肝气郁滞，导致气血运行不畅。熬夜，劳累过度耗损肝血、肾精，以及脾虚使得痰湿积聚于眼周，都会导致黑眼圈，从而影响眼部美观。因此，中医认为，调理脏腑，尤其是调理肝脏是延缓眼部衰老的重要手段。

内调外养，天然古方

内调

驻景丸

【组成】楮实子、枸杞子、菟丝子、肉苁蓉、人参、熟地黄各10克，五味子、乳香各5克，川椒3克。

【制备方法】上药研末，用蜂蜜调和为丸，如梧桐子大。

【使用方法】每服10丸，空腹盐汤送下。

【主治功能】滋补肝肾，益精明目。

【方药解说】古人认为"诸子明目"，方中楮实子、枸杞子、五味子、菟丝子"四子"皆有滋阴补肾、益精明目的功效；肉苁蓉、川椒性温，可以补肾祛寒；人参、熟地黄能够补益气血；乳香可以改善视力、保护眼睛，是眼科常用药物。服用本方可以通过补益肝肾来达到消除目翳的效果，从而使得外界之美景能够常驻于目，因此得名"驻景丸"。

外养

清目养阴洗眼方

【组成】甘菊、霜桑叶、生地黄、夏枯草各12克，薄荷、羚羊角各3克。

【制备方法】将上药共同加水煎煮20分钟，然后去掉药渣，过滤取汁。

【使用方法】煎煮诸药时，以蒸汽熏目，再滤渣取汁洗目。

【主治功能】疏风清肝，养阴明目。

【方药解说】本方主要由养阴清热及疏散风热药物组成。我们常用方中的甘菊、霜桑叶、薄荷来泡茶饮用，三者均有疏散风热、清肝明目的作用；生地黄能养阴清热，清肝经的虚火；羚羊角具有清肝明目的作用；夏枯草是治疗眼病的一味要药，擅长清肝泻火，明目消肿。各药合用，共奏养阴清热、疏风明目之效。

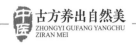
美丽小贴士

1. 保护眼睛，防止外邪侵袭。重视眼部防晒，外出佩戴防紫外线的太阳镜，不直视太阳光，风大时戴防风镜，平日避免空调直吹眼部。

2. 养成良好的用眼习惯。用眼时眼睛与书本、屏幕的距离保持在60厘米左右，规律作息，避免熬夜，保持充足睡眠，防止眼睛过度疲劳。

3. 多吃谷物、动物内脏和各类水果蔬菜，以增加体内维生素A、维生素B$_1$、维生素C、维生素E的摄入，可以有效预防夜盲症、眼睛干涩等。

4. 定时远眺。每天进行远眺，远眺时尽量看绿色植物，将视线从远处移到近处，以此提高视力和调节眼部肌肉。

5. 平时做眼保健操、热敷等可以改善眼部血液循环并放松眼周肌肉，有益于眼睛健康。

6. 在医师等专业人员的指导下，适当饮用菊花茶、决明子茶、薄荷茶等中药茶饮以养肝明目。

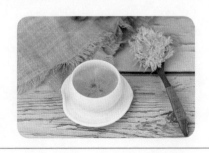

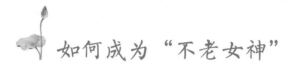

如何成为"不老女神"

从古至今，不论是帝王将相，还是平民百姓，对于"长生不老"的追求从未停止过。如今，"冻龄女神""宛若少女"等词语更是层出不穷，皆表达着人们对于青春永驻的愿景。也许青春永驻只是一种美好的幻想，但是不可否认，成为"不老女神"是每个女孩子的愿望。因此，人们对于延缓皮肤衰老、维持青春美丽的研究从未停止，古书中也不乏对养生保健、延年益寿的论述。如何对抗衰老是一个永恒的课题，因为皮肤衰老是美丽路上最大的绊脚石。那么在医学上，医学界对于皮肤衰老有哪些认知呢？

什么是皮肤衰老

皮肤衰老是机体衰老的一部分，是指皮肤功能衰老性损伤，使皮肤的防护能力、调节能力等减退而不能适应内外环境的变化，出现色泽、形态、质感等外观整体状况的改变。皮肤衰老分为内源性老化和外源性老化。内源性老化主要是指皮肤随年龄增长而自然老化，也叫时序性衰老，表现为皮肤变白，出现细小皱纹、弹性下降、皮肤松弛等。外源性老化是日晒所致的光老化，表现为出现皱纹、皮肤松弛、皮肤粗糙、皮肤变色、毛细血管扩张、色素斑形成等。

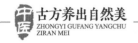
皮肤为什么会衰老

西医认为，皮肤时序性衰老是由皮肤表皮变薄，乳头状真皮衰减，网状真皮占比增大，相关毛细血管循环减少，使得表皮营养供给减少而导致皮肤抵抗能力下降，网状真皮中致密胶原蛋白密度降低等造成的。皮肤衰老的外源性因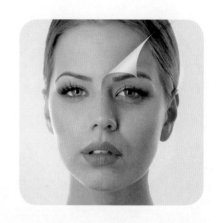素包括紫外线辐射、环境污染等，其中对皮肤影响最为主要的则是光老化，尤其是由中波紫外线所致的光老化。此外，随着年龄的增长，加之日常防护不到位或是在一些皮肤类疾病的影响下，皮肤逐渐老化还会形成脂溢性角化病，也就是我们日常所说的老年斑。

从中医的角度来看，皮肤衰老主要与肾精亏虚、脾胃虚弱、肝郁气滞、瘀血内阻及痰浊内停五个方面有关。肾中精气的衰减和衰老有着密切关系。肾所藏的精是人体生命的源泉，肾精充盛，肌肤就可以得到濡养而变得紧致、有弹性、有光泽；如果肾精不足，皮肤就会失去滋养，皱纹、皮肤晦暗无光泽等一系列衰老的现象也就随之而来了。脾胃是气血生化的源泉，对皮肤也起着滋养的作用。脾胃健运，气血充盛，肌肤自然就紧致饱满；如果脾虚生化无源使肌肤失养，肌肤就会暗淡无光泽。肝的主要功能是疏泄，使得气畅，肝失疏泄，影响肺、脾、肾等脏器的功能和气血津液的输布，最终反映在外则会出现肌肤甲错、皱纹等皮肤衰老的现象。若瘀血内阻，气血被堵塞了，无法到达肌肤毛窍，可见程度不一的肌肤甲错、老年斑等皮肤衰老现象。痰浊内停也可导致肌肤失养而出现一系列皮肤衰老症状。此外，中医认为，人体衰老状况与体质类型存在着密切关系，经调查显示，阴虚体质是与衰老关联最大的体质。这是由于人体内的阴津是滋养机体的源泉，津液不足，皮肤失于濡养，衰老的速度便会加快。

除此以外，平素喜食肥甘厚腻、辛辣刺激的食物，长期情绪不良，或是长时间使用电子产品，以及有吸烟、饮酒、熬夜等不良的生活习惯皆会加快皮肤老化的速度。

内调外养，天然古方

内调

仙术汤

【组成】苍术160克，炙甘草48克，大枣40克，炒杏仁20克，干姜10克。

【制备方法】上药研成细末，和匀备用。

【使用方法】饭前用开水送服，每次3克，每天2次。

【主治功能】延年益寿，明目驻颜。

【方药解说】方中重用苍术温燥祛湿；大枣有补脾益气、养心安神、生化气血的作用；炒杏仁能够降肺气、宣肺化痰、止咳

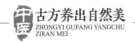

平喘，还有润肠通便的功效；干姜温中散寒，还可化痰；炙甘草能补中益气、止咳平喘。诸药合用，以补脾养胃为主，使脾气旺而不容易受邪，同时不忘润肺、止咳、祛痰。全方功效为除寒湿、温脾胃、进饮食，常服可延年、明目驻颜，使人轻身不老。

外养

三花除皱液

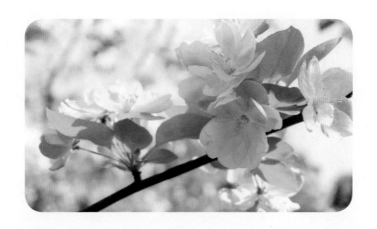

【组成】桃花、荷花、芙蓉花各等分。

【制备方法】将三种材料阴干，使用时将材料放入水中煎煮约10分钟后取出。

【使用方法】以汤频洗面部。

【主治功能】活血润肤，泽颜除皱。

【方药解说】桃花可活血养颜、延缓衰老，荷花有祛火养心、益色驻颜之功效，芙蓉花能清热解毒、消肿排脓、凉血止血。桃花、荷花、芙蓉花皆有活血散瘀、畅通经脉之功效。三花合用，可使皮肤得到滋润，从而保持润泽娇嫩。

【方药故事】古人常将美丽的花儿与美女相关联，因此，自古以来"花容月貌""人面桃花""出水芙蓉"这样的词便被用来形容人的美貌。而事实上，鲜花不仅具有巨大的观赏价值，还有着美白、提亮肤色、养颜除皱和延缓衰老的功效。

三花除皱液有着一个浪漫的传说：相传早在唐朝时期，有一位南康的地主，虽然身得家产万贯，可惜却膝下无子，唯有一个女儿，名叫玉莲。玉莲生得貌美如花，被地主老爷捧在手心，比掌上明珠还要珍贵。等到玉莲渐渐长大，待嫁时分，地主千挑万选，一心想把女儿托付给一户好人家。谁知，玉莲却偏偏爱上了自己家里请来的长工阿来。虽说阿来生得一副俊俏的脸庞，为人也敦厚老实，且与玉莲年龄相仿，但无奈家境贫寒。地主认为阿来与女儿门户不登对，便要棒打鸳鸯。可是，在地主百般地阻挠下，两人的感情反而更加坚固，背着老爷结下了私情，彼此相约，山盟海誓，定不相负。话语很快传到了地主的耳朵里，地主勃然大怒，硬要断掉两人的往来，不料女儿以死相逼，毫不退缩，地主虽然心有不甘却也无可奈何。此时地主夫人得了一种怪病，面黄肌瘦、血脉不畅，眼看时日不多了。地主急切之下，派阿来寻觅治病良方，限期一个月，并警告他如果找不到就不要回来了。阿来寻觅了很多名医都无能为力，一日，阿来在睡梦中发现自己躺在桃花、荷花、芙蓉花的花瓣间，香气扑鼻。梦醒之

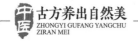

后，阿来如有指引般搜集了三种花瓣，并熬煮成药汤。地主夫人服用之后果然气色有所好转，逐渐痊愈。地主夫人用此汤液洗脸后连皱纹都消失了。地主因此认可了阿来，阿来也和玉莲有情人终成眷属。一段美好的姻缘由此诞生，也给世人留下了神秘的药方。

美丽小贴士

1. 保健延缓衰老，平素可用艾条灸气海、关元、命门、大椎、三阴交、足三里、肾俞、志室、太溪等穴位。

2. 不暴饮暴食，多吃富含维生素及胶原蛋白等营养物质的食物。

3. 学会调节情绪，培养健康的兴趣爱好，增加生活的乐趣和满足感，建立积极的生活态度。

4. 规律作息，保证充足的睡眠，养成良好的生活习惯，远离烟酒。

5. 适当运动，如慢跑、游泳，可以加快皮肤的血液循环，每周进行 3～5 次，每次 20～30 分钟的有氧运动可使肌肤变得红润。

6. 重视防晒，外出时应尽量涂抹防晒产品或穿戴好防晒护具。选择滋润养护类型护肤品，适度进行肌肤按摩。

如何保持年轻的体态

自古以来，文人墨客对女性之美的刻画，一向不仅仅专注于倾世的容颜。关于形体的审美观念，各朝代文人的著作中也多有描绘。例如唐代武平一的"轻罗小扇白兰花，纤腰玉带舞天纱。疑是仙女下凡来，回眸一笑胜星华"。短短四句话，便道尽了女子的纤细腰肢、婀娜身材和曼妙舞姿。和如今一样，古代女子也崇尚好身材。从先秦时以"体长"为美、以"细腰"为美，到汉魏时以"体轻"为美，再到唐朝以"丰腴"为美，虽然在不同的历史时期，由于审美标准的不同，人们对于好身材的定义也不一样，但是对挺拔身姿与优美体态的追求却一直未曾改变。岁月催人老，对抗衰老是每一位爱美人士的必答题，然而，很多时候人们仅仅关注对面庞的保养，却忽略了体态对于"变年轻"的重要性。

事实上，优秀的体态是使我们变得美丽和有气质的关键。一些老人的"衰象"正是从他们躬身曲背、低头弯腰的萎靡体态表现出来的。即使有着绝美的容颜，弯腰驼背的状态仍然会使人显得老态龙钟。保持硬朗的身板必须要经过持久的努力，优雅的形象要靠自己塑造。保持身体挺拔，首先有赖于好的骨骼，身子骨

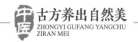

挺直了，方才有气质，各种器官也会保持在它们恰当的位置上。如果骨骼变了形，上面所说的一切就会逐年被"侵蚀"掉，最终还会危害健康，影响寿命。想要让自己的身体"逆龄"生长，就需要拥有挺拔的身姿。那么，我们应该如何维持年轻的体态呢？下面将为大家详细讲解。

驼背是优雅体态的天敌

挺拔的身姿总是给人意气风发的感觉，端正的坐姿彰显着一个人空谷幽兰的气质，伛偻是我们优雅体态的绊脚石，因此，驼背对于体态的塑造有着很大的不良影响。

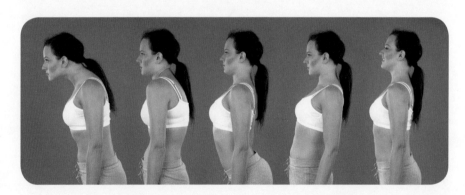

驼背是由背部肌肉韧带蜕变、椎间盘及脊椎病理改变，加上脊柱生理负重导致的骨骼畸形，属于一种常见的脊柱畸形。事实上，正常人的胸段脊柱是有一定的生理性后凸的，其后凸角为20°～40°，后凸顶点位于第六至第八胸椎处，但如果由于某些原因造成胸凸的角度大于50°，则会产生驼背。其主要表现为背部的后凸畸形，可伴随腰背部疼痛。驼背可分为固定性驼背与非固定性驼背。固定性驼背是由强直性脊柱炎、骨质疏松等导致的，无法仅靠引体向上改善，但通过适当引体向上，可提高骨密度，有助于预防椎体楔形变或发生压缩骨折，延缓疾病进展，改善肌肉痉挛等症状。非固定性驼背与姿势不良有关，通过引体向上，利用自身体重向下牵引，可以使肌肉得到良好的锻炼，增加竖脊肌强度从而改善驼背。

此外，长期弯腰，站、坐、睡姿不正确都可以导致驼背。许多脊柱病变，如强直性脊柱炎、佝偻病、脊柱结核等都是造成驼背的重要原因。

值得注意的是，随着年龄的增加，发生骨质疏松的概率也逐渐增加，而骨质疏松是造成驼背的重要原因。这是由于发生骨质疏松时骨密度下降，造成骨质里的骨小梁变少，从而引起骨骼变形而导致驼背。

造成骨质疏松的原因有哪些

西医学认为，年龄是骨质疏松发生的重要因素，有研究表明，人体的骨密度在40岁左右达到巅峰，之后骨量及骨强度会逐年下降，从而引起骨质疏松。种族、女性绝经、脆性骨折家族史等因素也与骨质疏松的发生密切相关。而某些疾病的发生，例如内分泌系统疾病、风湿免疫性疾病、胃肠道疾病、血液系统疾病、神经肌肉疾病、慢性肝肾及心肺疾病等，以及糖皮质激素、

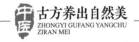
质子泵抑制剂、抗癫痫药物、芳香化酶抑制剂、促性腺激素释放
激素类似物、抗病毒药物、噻唑烷二酮类药物和过量甲状腺激素
等药物的使用均会导致骨质疏松。此外，体力活动少、阳光照射
不足、吸烟、过量饮酒、钙和维生素D缺乏、过量饮用含咖啡因
的饮料、营养失衡、蛋白质摄入过多或不足、高钠饮食、体脂率
过低等都是骨质疏松的危险因素。

中医将骨质疏松归属于"骨痿""骨痹""骨枯""虚劳"
等范畴。中医认为，骨和脾肾的关系最为密切。肾主骨生髓，
也就是说，肾储存人体的精气，滋养化生骨髓，肾精充足则髓
足，髓在骨内，髓足则骨强；但是，如果肾虚导致精亏髓空，则
会发生骨痿。同时，骨质疏松患者临床多有肾虚症状，如腰腿酸
软、发脱发白、耳聋耳鸣等。脾胃是气血生化的源泉，有维持四
肢肌肉正常功能的作用，骨的生长需要靠气血的滋养，而且肌肉
和骨骼也可相互滋养，因此，脾胃的功能正常、肌肉丰润有力，
骨就会强壮；反之，如果营养不良使得后天水谷精微补充不足，
或是一味地食用肥甘厚腻之品、嗜酒、偏食，伤及脾胃，导致脾
胃运化功能被破坏，水谷精微不能濡养筋骨就会出现筋软骨痿。
同时，骨质疏松症患者临床也多有脾虚症状，如饮食减少、身体
消瘦、五更泄泻、面色发白等。《黄帝内经·灵枢·本脏》中记
载："经脉者，所以行血气而营阴阳，濡筋骨，利关节者也……
是故血和则经脉流行，营复阴阳，筋骨劲强，关节清利矣。"认
为人体关节的滑利、骨骼的坚固强劲，甚至生长发育都离不开气

血的滋润濡养。人到了老年，身体机能逐渐下降，肾精渐渐衰退，气血也无力运行，就会使得气血瘀阻于经络，水谷精微无法布散到筋骨，骨失去气血的滋养，长久会导致筋骨痿软。

内调外养，天然古方

内调

归肾丸

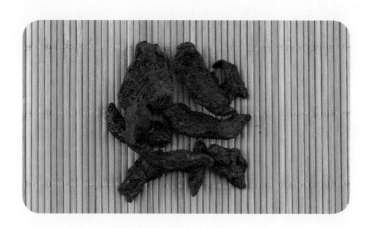

【组成】熟地黄250克，山药、山萸肉、茯苓、枸杞子、杜仲、菟丝子各120克，当归90克。

【制备方法】先将熟地黄熬成膏，余药共研为细末。用蜂蜜加地黄膏调和为丸，如梧桐子大。

【使用方法】每服10余丸，空腹时用温水或淡盐汤送下。

【主治功能】滋补肝肾，强筋壮骨。

【方药解说】本方治证为肾中真阴不足，精衰血少。肾阴虚

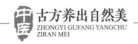

无以滋养腰膝则见腰腿酸软，精血衰不能上荣于面则见形容憔悴。方中重用熟地黄以滋阴养血，益精填髓；山萸肉可滋补肝肾，山药滋肾补脾，可以加强熟地黄滋阴之力；杜仲补肾阳，强筋骨，菟丝子补肾益精，共为辅药；枸杞子养阴补血，益精明目，当归补血调经，活血止痛，茯苓渗湿健脾。全方诸药合用，以滋阴为主，兼补肾阳，共奏滋阴补肾之功，从而达到强筋壮骨之效。

外养

活血舒筋止痛洗药

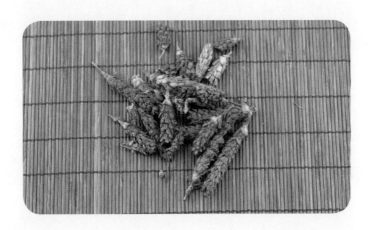

【组成】酒归尾、夏枯草各9克，赤芍、丹皮各6克，乳香、没药、木香、红花各3克。

【制备方法】上药以水煎煮30分钟去滓，留取药液备用。

【使用方法】熏洗患处。

【主治功能】活血舒筋，通络止痛。

【方药解说】本方活血舒筋，通络止痛，"血得温则流"，因此以温汤熏洗患处，借助热力使得药力透达，使局部的瘀滞得通，疼痛随之而止。方中酒归尾用酒炮制，加强其活血之力，能化瘀止痛，赤芍与丹皮合用可活血化瘀，乳香、没药共同消肿生肌、理气止痛、活血祛瘀，木香活血行气止痛，夏枯草外用可散结消肿。各药相配，共同活血化瘀，通络止痛。

美丽小贴士

1. 如缺钙，可食用乳酸钙或葡萄糖酸钙，但每日不得超过1克；如钙、磷都缺乏，可用磷酸钙与维生素D同服，并多食用蔬菜、水果及蛋黄等食物。加强户外活动，接受日光照射。

2. 端正身体的姿势。平时不论是站立，还是行走，胸部自然挺直，两肩向后自然舒展，抬头挺胸。坐时脊柱挺直，看书写字时不过分低头，更不要趴在桌上，平常练习正确姿势时可以用芭蕾形体训练的方法，脚跟并拢，双脚外开180°，呈"一"字，两手相握并向上直举起。找到正确姿势的感觉后，坚持这样的挺拔姿势，久而久之就会形成这样的良好习惯，到时候不挺直都会觉得不舒服。

3. 睡硬板床。也许你会发现，如果你躺在硬板床上，第二天起来的时候，就会觉得你的腰背挺直了，人好像也长高了。这就是因为夜里身体放松平躺在硬板床上使得脊柱变直

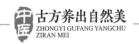
了，所以驼背的青少年一定要睡硬板床以使脊柱在平躺时保持平直。

4. 瑜伽练习。瑜伽当中有很多动作都是可以矫正脊柱的，练习这些相应的瑜伽动作可以有效地改善驼背的现象。在刚开始练习的时候可能会感觉到有一定的难度，经过坚持不懈地努力，你就会收获意外的惊喜。

5. 体育矫正方法。临床上没有治疗驼背的药物，只有通过体育疗法才能矫正过来，可以在早晨和睡前进行矫正练习。驼背是长期形成的顽固性畸变，应循序渐进，持之以恒，才会获得满意的效果。

①坐在靠椅上，双手抓住臀部后的椅面两侧，昂首挺胸，向后张肩，每次坚持 10 ～ 15 分钟，每日 3 ～ 4 次。

②背朝墙，距墙约 30 厘米，两脚开立同肩宽，两臂上举并后伸，同时仰头，手触墙面再还原，反复做 10 次，每日做 2 ～ 3 次。

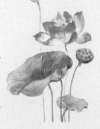

第六章

情志调理，悦己

成就终身美丽

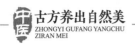
　　白发戴花君莫笑，岁月从不败美人。或许美丽的外在终会被岁月带走，青春也随着时间而流逝，但女人内在的美像陈年的酒，绵延悠长，越发香醇。不管此刻的你身处哪个年龄段，请爱自己、取悦自己，做一个内外兼修、内核稳定的人，即便岁月无情，我们依旧可以用温婉、优雅的气质认真、热烈、美丽地活着，去享受时光，去惊艳岁月！

　　这一章里，我将带大家一起了解情志养生，通过认识情志、调畅情志，保持乐观的生活态度，达到由内而外养出健康美的目的。同时，希望我们都可以正确处理情绪问题，坦然面对心情的"有左有右"，一起心平气舒喜洋洋。

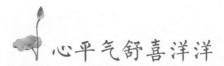

心平气舒喜洋洋

　　生活的种种压力，对自我的种种限制，是否早已让你想不起自己有多久没有开怀大笑了。还记得自己上次最富有创造力、最高效地工作是什么时候了吗？当我们从孩子变成大人、从少女变成妈妈，世界不停地催促着我们长大，岁月不断地在我们的脸上刻画着痕迹，我们仿佛在一直奉献自己的同时，也给自己的内心上了一把枷锁，将笑容深深掩藏。

想要健康，修身更要修心

身为女性，我们同时扮演着各种角色，牢牢谨记自己是妻子、是母亲、是女儿，却总是忽略了自己，以至于我们鲜少关注自己的内心、在意自己的情绪。每个人来到这个世上，都应该平等地享受生命的美丽，所以，不管你承受着多么大的压力，都请你照顾好自己的情绪，把快乐放在第一位，做一个心平气舒喜洋洋的人。要知道，人生就是一场修行，哪怕生活困难重重，也总会有迎刃而解的时候；哪怕眼前乌云满天，太阳的光芒也会穿过缝隙照射进来。当我们拥有一颗淡然之心，面对风吹雨打，始终保持"我自闲庭信步"的自信，风雅平和也便来了，健康长寿也就有了。

你的不快乐，身体也会感受到

瑞士日内瓦大学曾进行了一项研究，他们观察了年轻人和老年人在面对他人的心理痛苦时大脑的反应，结果发现老年人的神经元连接出现了明显的情绪惰性，负面情绪在很长的一段时间内过度地改变它们，在老年人体内，负责处理自传体记忆的后扣带皮层和处理重要感情刺激的杏仁体的联系增加，而后扣带皮层和杏仁体之间的连通性变化可能与正常的衰老现象有偏差。之前的研究发现，受阿尔茨海默病影响最大的大脑区域之一就是后扣带皮层，这也就说明有更多焦虑等负面情绪的人更易患上神经退行

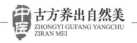
性疾病。所以，情绪的健康直接关系到我们身体的健康，不良情绪可能会直接加快我们衰老的速度，增加我们患病的概率。

心情愉悦了，疾病就少了

《黄帝内经》从中医的角度提出了以保持身心宁静，思想清静为疾病预防的重要原则。如《黄帝内经·素问·上古天真论》记载："恬淡虚无，真气从之，精神内守，病安从来。"这句话是在告诉我们：心中安宁，心神自安，则气血调和，正气从顺，精神守于内而不耗散，人体抵抗力便强大，疾病难有可乘之机。相关研究表明，人心静神宁时，大脑可回到儿童期的脑电波状态，可以通俗理解为此时人类的衰老进程得到了延缓。

保持心情愉悦不仅有预防疾病的作用，还有促进疾病痊愈的作用。中医认为，心在志为喜，喜出于心，喜作为情绪的一种，使我们心情舒畅，气血调和，更有助于疾病的康复。这或许就是我们听说过的某人确诊癌症之后，保持开朗豁达的心态，到处游山玩水，后来癌症奇迹般痊愈的医学奇迹背后的秘密。在一项探讨社区老年高血压患者疾病感知和健康促进行为的关系及积极、消极情感在两者之间的中介作用的研究中发现，积极情感与健康促进行为成正相关，积极的心理干预可进一步提高老年高血压患者的健康水平。因此，我们在生活顺遂时，要心态更加平和，珍惜感恩所拥有的；我们在面对疾病时，也不妨以沉着、冷静、乐观的心态去应对，既能提高生活质量，又利于疾病的康复。

内调外养，天然古方

内调

薯蓣丸

【组成】生山药30克，当归、桂枝、神曲、生地黄、大豆黄卷各10克，炙甘草28克，人参、阿胶各7克，川芎、白芍、白术、麦冬、杏仁、防风各6克，柴胡、桔梗、茯苓各5克，干姜、白蔹各3克，大枣30枚。

【制备方法】上药研细，以蜜调和为丸，每丸重约6克。

【使用方法】一般用于保健可每日服用1丸，空腹用黄酒送服，体虚者可早晚各服1丸。

【主治功能】补体虚，强筋骨。

【方药解说】薯蓣丸被称为补药之王，身体越虚的人，服用薯蓣丸的补益效果越强。张仲景在《金匮要略》中这样记载薯蓣丸："虚劳诸不足，风气百疾，薯蓣丸主之。"中医讲的"风气百疾"指的是体虚之人体内邪气一旦存在便不易散去的情况，薯蓣丸虽所含药味较多，但可以平和地补益身体，做到阴阳双补、气血双调，使邪气逐渐散去。容易感冒之人、患癌症或重病的患者，以及身体虚弱、不思饮食的人坚持服用，利于恢复胃口和体力。更年期、老年和体虚女性可将薯蓣丸作为保健品常吃。

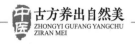
外养

栀子豉汤加味足浴方

【组成】柴胡12克，生栀子9克，淡豆豉15克，麦冬、郁金、石菖蒲、胆南星各10克，淡竹叶5克，炙甘草6克。

【制备方法】上药加水煎煮，煮沸20分钟后，去渣取液。

【使用方法】将煎煮得到的药液倒入足浴盆中，加适量温水调至适宜温度，睡前泡脚，以浸没足三里穴为佳，每天1次，每次30分钟，7天为一个疗程。

【主治功能】疏肝解郁，调节情志，缓解疲劳。

【方药解说】中药足浴可以同时刺激足部及足三里穴位，具有疏通经络、益气活血之功效。本方是在栀子豉汤基础上化裁而来的，增加了具有行气解郁功效的柴胡、郁金，清心除烦的麦冬、淡竹叶等，既加强了原方清热除烦的功效，又增加了疏理气机、调畅情志的作用。平素容易着急上火、爱生闷气的女性都可以尝试使用。

美丽小贴士

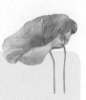

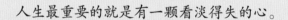

人生最重要的就是有一颗看淡得失的心。

1.心静：人有静气，风雅自来。

2.心净：心净无尘，何惧浮生。

3.心境：世事如落花，心境自空明。

郁郁寡欢"林妹妹"

很多人都喜欢豁达潇洒、温柔敦厚、三言两语就可以让人感到轻松的薛宝钗。但现实生活中人人又都可能遇见细腻敏感、多愁善感、爱哭、爱使小性子的"草木之身"林黛玉。性格与心情左右着我们的一举一动、一言一行，快乐、兴奋、伤感、失落等诸多情绪都离不开它的调控，拥有健康、积极、稳定的情绪，是我们保持身心愉悦的秘诀。中医学认为，五脏生五志，五脏藏神，情绪过激可直接伤及内脏，导致疾病的发生。适当的喜悦是促进身心健康发展的催化剂，过度的悲伤忧愁则会导致精神萎靡，身心受损。

我们身边的"林妹妹"

我们身边或许有这样的人，心情好的时候很少生病，一旦被烦心事牵动了情绪便出现各种头疼脑热，大有病来如山倒之势。民间俗语中"心胸悲戚戚，体弱病兮兮，心情凄惨惨，体弱病恹恹"是对她们再贴切不过的描述，这类人我往往称其为"林妹妹"。日常生活中，我们常因为想得太多，再加上给自己的压力又大，而终日郁郁寡欢，不得开心颜。很多时候，想太多不仅

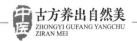
会给自己背上不必要的包袱，让自己陷入情绪的漩涡，而且在容颜上也更容易比同龄人具有衰老感，言语中透露出的尽是伤春悲秋、痛苦压抑。

"林妹妹"的情志病

从中医的角度来看，林妹妹往往被判定为气阴两虚的体质，终日郁郁寡欢再加上肺肾阴虚，虚火迫血妄行，咯血日久也便香消玉殒了。"诸郁，脏气病也，其原本于思虑过深，更兼脏气弱，故六郁之病生焉"。中医把这种由思虑太过，情志异常引起的抑郁、焦虑等疾病多归到"郁证"的范畴。郁证的概念可以概括为壅遏不畅或郁结不舒，具体根据病因的不同可以细分为气郁、血郁、痰郁、火郁、湿郁、食郁六大类，并以气郁为首。郁证的病机是为郁怒、思虑、悲哀、忧愁等七情之所伤，导致肝失疏泄，脾失运化，心神失常，脏腑阴阳气血失调。临床表现以心情抑郁、情绪不宁、胸部满闷、胁肋胀痛，或易怒易哭，或咽中如有异物感等症状为主。

情志病的防治

中国民间有句俗语"治病必先治神，药疗必先疗心"，就体现出了心神稳固和身体健康之间的密切关系。情志病在预防时，就非常强调心神宁静的重要性。很多学者都主张从谈心、开导、讲解、移情等几个方面给患者给予更多的关心与帮助，同时需根据辨证施治、因人制宜、形神互养的原则采用具体的治疗方法，如心理疗法、药物疗法、针灸疗法、音乐疗法等。心理疗法，中医称之为情志疗法，包含以情胜情法和移情易性法，主要目的是调动患者的积极情绪，减少其负面情绪。

以情胜情法，利用的是五情之间的相胜原理：恐胜喜，忧胜怒，怒胜思，喜胜悲（忧），思胜恐。我们遇到情志低沉、心情压抑的患者时，在治疗时会较多注意"喜胜悲（忧）"，鼓励患者多做自己感兴趣、令自己有成就感的事情，用喜悦的情绪战胜悲伤、忧愁的情绪。

移情易性法则更多地应用于压力过大或受到重大刺激的患者身上，她们往往无法化解内心的负面情绪，这时用积极美好的事物或者环境改善患者的情绪，转移其注意力或顺从其意愿，给予其开导或劝解，都有利于帮助患者脱离疾病或负面情绪的困扰。

药物治疗则多从肝论治，注重恢复肝主疏泄、调畅情志的生理功能，丹栀逍遥散、龙胆泻肝汤均是清肝泻火、除烦安神的临床常用方剂，平日肝火较旺盛的朋友可以在咨询医师后选择适合自身证型的中成药进行调节；针灸疗法在治疗情志病时，多立足于"心主神明""脑为元神"等理论，达到调节患者情志的目的；音乐疗法即以音乐为媒介，使患者在治疗过程中生理、心理及情志得到调整，人体在音乐的影响下，能够消除心理障碍，恢

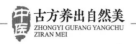
复身心健康，比如推荐围绝经期患有郁证的患者多听角音，代表音乐有《草木青青》《步步高》《行街》等。

内调外养，天然古方

内调

逍遥散

【组成】当归、白茯苓、白芍、白术、柴胡各10克，炙甘草5克。

【制备方法】上药切制，加入生姜、薄荷少许，煎煮约20分钟。

【使用方法】每日一剂，早晚分服。

【主治功能】疏肝解郁，养血健脾。治疗肝郁脾虚证所致的痤疮、黄褐斑、慢性湿疹。

【方药解说】肝气舒畅，七情愉悦则气血调和，经脉通畅。肝主魂且藏血，体阴而用阳，肝血得充、肾精充足，毛发肌肤才得以荣润。脾主运化，脾气虚弱，健运失司，易生水湿。凡是肝郁气滞、脾弱血虚证所致的皮肤病，不论是痤疮、黄褐斑，还是神经性皮炎都可以用疏肝解郁、养血健脾的逍遥散化裁治疗。

外养

薰衣草油外搽或熏香

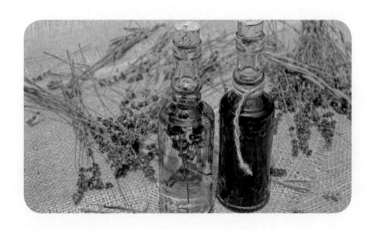

【组成】薰衣草或薰衣草精油适量。

【使用方法】新鲜薰衣草可泡茶饮，晒干的薰衣草可用于制作香囊。泡茶饮可于睡前适量饮用一杯，香囊可长期悬挂于室内，薰衣草精油稀释后涂抹于伤口即可。

【主治功能】芳香安神，消炎抗菌。

【方药解说】薰衣草香气清新，性质温和，既可镇静、舒缓、安神，又可控油、消炎、促进伤口愈合。日常睡前饮用一杯薰衣草茶可以帮助我们获得良好的睡眠，将薰衣草置于香囊中随身佩戴可驱散蚊虫，将薰衣草精油稀释液涂抹于肌肤则有治疗痤疮、帮助烧烫伤愈合等的作用。

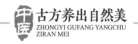

美丽小贴士

　　心情郁结的时候，运动或许是救赎我们的良药。很多人有一种错误的认知，认为上班和出差时忙得团团转，一有时间就全部用来睡觉，是最好的解压办法，实际上，在累的时候，适当活动，反而更利于身心放松。有医生在对12名重度抑郁患者的追踪调查中发现，很多药物对患者的疗效十分有限，甚至无效，但当患者被要求每天跑步30分钟，并逐渐增加运动量时，有6名患者表示抑郁症状已大为改善。倘若有时间，久坐的你也行动起来吧，感受一下运动带给你的独特快乐。

　　此外，中医认为女子以气为用，以血为本，日常生活中，女性可以饮用一些合欢花酒进行养生保健，其具有舒郁理气、安神活络的作用，可以帮助我们放松神经，舒缓情绪。

　　合欢花酒制作方法：将100克合欢花洗净去梗后用纱布包裹，放入内有1000毫升白酒的酒坛中，封口浸泡7天；7天后，开封过滤，加入60克蜂蜜搅拌均匀即可。建议早晚各饮用一次，每次以10毫升左右为宜。

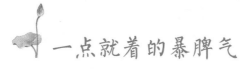

一点就着的暴脾气

你是不是也经常懊恼：我怎么又冲动了，那么一点点小事，我竟然又发脾气了！生活中，我们难免会与他人发生冲突，可若细心观察，你会发现，争吵的原因通常并不是什么无法原谅的大事，以鸡毛蒜皮的小事居多。明明可以退一步海阔天空，可在生活中有的人就是容易一点就着，"路怒症"就是典型的暴脾气表现。比如你正常开着车，突然后面一辆车对你狂按喇叭，你"怒"了；比如你着急赶时间去上班，前面的车慢悠悠地开着，你"怒"了；再比如，下班高峰期，大家都在缓慢前进，遇到有人强行加塞儿，你又"怒"了。有路怒症的人对情绪管理的能力较差，是我们生活中脾气不好的常见代表。路怒症越严重的人，越可能因为愤怒产生大打出手、撞车等不理智的行为，甚至付出生命的代价。人人都知道冲动是魔鬼，都知道发怒对身体不好，可为什么还是会控制不住呢？

中医这样认识暴脾气

中医认为情志活动是五脏藏精，精化为气，气的运动应答外界环境而产生的，脏腑精气是产生各种情志活动的内在生理条件。《黄帝内经·素问·阴阳应象大论》关于五脏精气及其对应的情志活动的记载为："人有五脏，化五气，以生喜怒悲忧恐。"心在志为喜，肝在志为怒。对于脾气比较暴躁的人来说，中医往往将其病因归结于肝气疏泄太过，怒志产生过多。这类人往往肝经气满，随经而上，充于头面部，会出现烦躁易怒、头晕胀痛等。其实，人皆有怒，适度的怒是自身的情志调节，属于正常的精神情志活动。合理范围内的小发脾气，对我们维持机体平衡具有益处，可以及时地疏泄情绪，使肝脏气机舒畅条达，防止不良情绪成为致病因素。

经常发脾气，小心疾病找上门

《黄帝内经·素问·生气通天论》说："阳气者，大怒则形气绝，而血菀于上，使人薄厥。"《黄帝内经·素问·调经论》说，"血之与气并走于上，则为大厥"，大怒时，我们的气血运行会受到影响，由于肝气升发太过，血随气涌，上注于头，可见突然昏倒、不省人事等"薄厥""大厥"之病，也就是我们现在常听到的"卒中"。《黄帝内经·素问·生气通天论》还记载道："大怒则形气绝……有伤于筋，纵，其若不容，汗出偏沮，使人偏枯。"张景岳对其注释为："怒伤形气，必及于筋，肝主筋也，筋伤则纵缓不收，手足无措，其若不能容者。"这里说的是，由于大怒伤阴，肝主筋，肝阴受损则筋失所养，可见筋脉纵缓不收，肢体痿弱不用，与现代医学中的"重症肌无力""痿痹"十分相似。此外，现代研究证实，人在暴怒之时，体内肾上腺素水平会升高，可能引起神经系统、心血管系统、消化系统等的功能紊乱，甚至可引起血压升高而诱发冠心病，从而导致猝死。《三国演义》中周瑜曾三次中了诸葛亮的妙计，愤怒至极，悲愤地感叹"既生瑜何生亮"，引动旧疾，不治而亡，这就是一个典型的因过怒而身亡的例子。

控制脾气有方法

首先，中医在治疗脾气暴躁这类疾病时，重在治肝。中医指出，"治怒为难，惟平肝可以治怒，此医家治怒之法也"。《黄帝内经·素问·脏气法时论》中说"肝苦急，急食甘以缓之……肝欲散，急食辛以散之"，即通过适当用药，恢复肝气条达，舒畅肝之本性，可以治怒。其次，治心也是治怒的重要一环。安心神的药在治怒处方中常可见到，如名医张锡纯治怒狂时用到的生龙骨、柏子仁、石菖蒲、生远志、镜面砂均为安心神的药物。再次，脾胃为脏腑气机运转的枢纽，肝升肺降离不开脾胃，调理中焦可以起到良好的培土疏肝的作用。最后，肺肾对肝气的畅达具有重要的制约作用，在治怒为病时，加入一些入肺、入肾的药物可以防止肝气升发太过，同时可降肝之逆气。此外，采用心理疗法治疗易怒也十分常见，比如情志相胜法、劝说开导法等。

女性往往比较感性，情绪问题较之男性尤为突出，很多女性在控制自己的脾气时往往也容易出现各种各样的问题。于女性而言，在调畅情志时要格外注意肝脏的调理。《临证指南医案·调

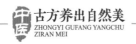
经》中指出"女子以肝为先天"，《血证论·男女异同论》提出女子"以血为本"。中医认为，肝主疏泄，肝藏血，气机的调畅离不开肝的疏泄，血的运行与调节离不开肝的功能。女子经、带、胎、产、乳的生理过程都与肝的生理功能相关。叶天士曾说："肝为风木之脏，又为将军之官，其性急而动。故肝脏之病，较之他脏为多，而于妇女尤甚。"此外，女性在25~44岁易出现气血运行不畅的气郁体质或者血瘀体质，针对这两种体质进行调体对改善女性情绪也有一定积极作用。

内调外养，天然古方

内调

蒲黄汤

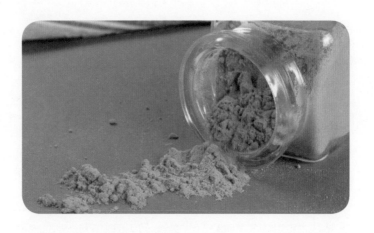

【组成】蒲黄50克，清酒3升。

【制备方法】将蒲黄炒成褐色，加入清酒小火煮15分钟。

【使用方法】温服，每日20~50毫升。

【主治功能】通窍活血，改善眩晕、高血压、动脉供血不足等。

【方药解说】蒲黄味甘，性平。归肝、心包经，具有行气化瘀、利尿通淋的作用，同时可抗血小板聚集、抗炎、促凝血。清酒则可清火润喉、活血通络，二者搭配可以清肝经火热，疏通经络，降低血管阻力，增加动脉血流量。

外养

牡丹祛痘方

【组成】牡丹皮、绿豆、知母各15克，薄荷5克，蛋清1个。

【制备方法】除蛋清外，其他研末，加入蛋清调成糊状。

【使用方法】用前彻底清洁肌肤，睡前涂面，涂抹20分钟左右清洗干净。

【主治功能】清热凉血，活血化瘀。适用于油性肌肤或混合偏油肌肤，干燥、敏感肌不适用。可祛除皮肤湿气，消除炎症，预防痤疮。

【方药解说】牡丹皮苦、辛，微寒，具有清热凉血、活血化瘀的作用；知母苦、甘，寒，归肺、胃、肾经，有清热泻火，滋阴润燥的作用；薄荷辛，寒，可散风热、疏肝解郁，对皮肤的痈、疽、疥、癣、漆疮都非常有效；绿豆则可清热解毒。以上四种原料性味均属寒凉类，共奏清热凉血、活血化瘀之效。脾气暴躁的人，往往油脂分泌旺盛，经常使用此方，可保持肌肤水油平衡，预防痤疮。

美丽小贴士

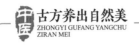

伤人不自知，是世界上最锋利的刀。下次想发脾气时，可以尝试着把情绪关在门外，比如通过呼吸练习，放松身体，缓解情绪；比如马上去卫生间，用冷水镇静一下；再比如用行动中断情绪，想发火的时候可以做做家务，完成简单的工作，从而分散注意力。喜欢用中医进行情志调摄的人，可以试试练习一下健身气功六字诀，它通过呼吸吐纳帮助我们放松情绪，舒缓精神，也有助于改善睡眠。

注：国家体育总局颁布的《健身气功·六字诀》中六个字的读音分别为嘘 [xū]、呵 [hē]、呼 [hū]、呬 [sī]、吹 [chuī]、嘻 [xī]。"嘘"音口型为嘴角紧缩后引，槽牙上下平对，中留缝隙，槽牙与舌边留有缝隙。"呵"音的口型是舌头微微上拱，舌边轻贴上槽牙。"呼"音为舌体下沉，口唇撮圆，正对咽喉。"呬"音是上下门牙对齐、放松，中留缝隙，舌头顶住下齿后方。"吹"音为舌体和嘴角后引，槽牙相对，两唇向两侧拉开，在前方形成缝隙。"嘻"音是嘴角放松后引，槽牙上下平对轻咬，口腔内部气息压扁。在练习中应要做到口型正确、气息流畅、动作和缓、气形结合、注意呼吸、循序渐进等要领。

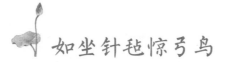

如坐针毡惊弓鸟

东晋时期，位于北方的前秦企图吞并南方的东晋，前秦王符坚领兵百万南下攻打东晋，而东晋只有八万士兵。一天晚上，符坚和弟弟符融登上城楼观察晋兵动静，只见晋兵布阵整齐，再看北面的八公山上，草木都像人的形状，还以为是晋国的军队埋伏在山上。符坚面露害怕之色，惊慌地对符融说："怎么说晋兵少呢？这些都是敌兵呀！"后来，两军交战，符融阵亡，秦军大败，犹如惊弓之鸟四散逃亡，符坚更是一刻不敢停歇地逃回前秦。这就是我们家喻户晓的"草木皆兵"的故事，符坚正是除了我们前面提到的几类人外，总是面带紧张、恐惧害怕，外界一点风吹草动都能让其内心警铃大作的"惊恐类"的代表人物。

何为惊恐

"惊"字本意为马受到刺激而狂奔，后泛指惊恐、惊奇等。"惊"在七情中主要指猝然遇到非常之事而导致精神上突然紧张的一种情感体验。如猝然闻及巨声、偶然目及异物、猛然遇险等，精神紧张、心悸欲厥使心中惕惕然而产生的情感表现。《黄帝内经·素问·举痛论》曰："惊则心无所倚，神无所归，虑无所定，故气乱矣。"可见头晕目眩、心中惶惶、心脏跳动不安等症状。"恐"则主要指的是一种害怕、惧怕，伴有担心的情绪，它是人们面临祸患威胁，危及生命财产安全时，企图摆脱的一种情感体验。《黄帝内经》中有"恐伤肾""恐则气下""恐则精却"的记载。恐在五志中与肾相对应，恐惧使得气有向下的趋势，血与气并走于下，久则形成脏腑功能紊乱。肾在体为骨，所以恐志伤肾伤骨，表现为骨软而无力，腰膝酸软，不能长时间站立，心中惶惶不安，失眠健忘。一般情况下，医者们认为惊恐二者的区别是惊由外触，恐自内生，二者的性质和临床症状比较相似，都有紧张的情绪体验，常相兼为病，故临床常将其合称。

惊恐致病

惊恐致病在中国古代文献中无明确记载，但是与其相关的常见表现有胆怯懦弱、易恐善惊、潮热盗汗、健忘、失眠、肢体僵硬等。大多数医者认为惊恐致病与奔豚气病、心悸、百合病、脏躁、郁证、狂证等有关。有学者在流行病学的调查中发现"焦虑人群"中，一般存在负性事件影响，调查31项生活事件中有60%以上的负性事件因素易使人产生害怕和担心的精神状态；中医对80名焦虑症患者调查发现，77例存在易担忧症状、75例存在恐惧（害怕）症状、74例存在胆怯易惊症状，分别占总人数的96.25%、93.75%、92.50%。由此可见，"恐志"是引发焦虑症的重要因素。近年来，研究发现了一种失调性恐惧的模式，其特点是在低威胁的情况下表现出高度恐惧，这种易恐体质具有广泛性，现今常说的社交恐惧也包括在内。

惊恐致病的主要病理机制是情志的异常影响了人体之气的升降出入，从而导致脏腑功能紊乱。需要注意的是，心肝胆气虚则气不运血；血虚精少，脉中津液不足则血行迟缓；气血郁滞，心神失养，不能决断思虑，极易惊恐致病。《黄帝内经·灵枢·本脏》中指出"心下则脏外，易伤于寒，易恐以言"，说明了易致惊恐即易被惊恐所伤的人的特点。易于惊恐的人，往往也容易伤于寒，也是一种阳气不足的表现。

"心"病还需"心"药医

对于情志失常所导致的疾病，中医认为其治疗的重点还是回归到调摄情志上，正如《寿世青编》所言："凡欲身之无病，必须先正其心，使其心不乱求，心不狂思，不贪嗜欲，不着迷惑，则心君泰然矣。心君泰然，则百骸四体虽有病不难治疗。独此心一动，百患为招，即扁鹊华佗在旁，亦无所措手乎。"人的精神意志对人体适应外界的寒热等气候及生活环境变化有着重要的调节作用。人的精神情绪稳定，脏腑功能才能协调平衡，正气充沛，维持人体健康，防止疾病的发生。中医认为，"正气存内，邪不可干"，调摄情志可以使人体气机调畅，从而使正气充盛于内；若情志失调，人体气机紊乱，正气虚弱，邪气就容易侵犯人体，因此调摄情志既是防病之本，又是治疗情志类疾病的关键。

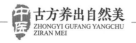

内调外养，天然古方

内调

朱砂安神丸

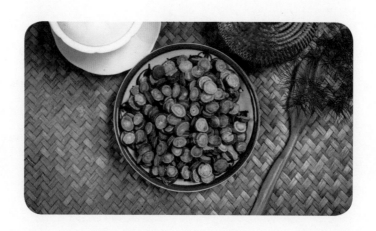

【组成】炙甘草、朱砂各15克，酒黄连18克，生地黄5克，当归7克。

【制备方法】上药研末，以蜜调和为丸。亦可直接在药店买中成药。

【使用方法】蜜丸每次6～9克，临睡前温开水送服。

【主治功能】镇心安神，清热养血。

【方药解说】本方质重苦寒，镇清并用，清中兼补，治标为主。朱砂重以镇怯，黄连苦以清热，当归辛以养血，甘草甘以制黄连太过，地黄润以助当归所不及。合以养血清火、安镇心神，怔忡、心烦、不寐之症，可以治之。

外养

大枣粥

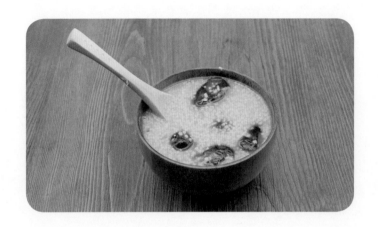

【组成】大枣9枚，粟米40克。

【制备方法】用1500毫升的水将大枣煮至软烂，大枣水中加入粟米、水2000毫升，煮粥食之。

【使用方法】米熟粥成，冷却后即可食用。

【主治功能】补益脾胃，安定心神。

【方药解说】大枣味甘，性温，安中养脾，助十二经；平胃气，通九窍，补少气，滋津液，和百药。粟米味甘、咸，性凉，归肾、脾、胃经，具有和中、益肾、除热、解毒的功效。粟米内服时，可用于脾胃虚热、反胃呕吐、腹满食少、消渴泻痢的治疗；外用时，可治疗烫火伤。二者共同煮粥时，可健脾益气，和中祛风，安神益智。

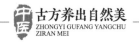
美丽小贴士

不忧不惧，从容淡定，才能在不确定的生活里，孕育出璀璨的希望，卡耐基说过："我们若能接受最坏的结果，就再也没有什么可惧怕，可损失的了"。与其遇到问题总往坏处想，消极悲观，夸大坏处，让内心恐惧不安，不如摒弃心中杂念，让生活简单些，跳脱思维枷锁，大胆做自己。

笑口常开青春在

老人们常说，"笑一笑，十年少"。古往今来的长寿者的确都是笑口常开的乐观者。其实一个简单的嘴角上扬的动作就能利于肺部扩张，促进血液循环，消除大脑疲劳，你是不是会觉得十分不可思议。研究发现，经常微笑不仅利于拥有更乐观、快乐、稳定的积极情绪，还有助于减缓心率、减慢衰老、延年益寿。

"笑口"为什么要"常开"

中医认为，笑是喜悦的一种外在表达形式，适度的喜悦可以舒缓人体脏腑气机，使人精神兴奋，心情舒畅，气机通利。在我国古代人们就已经意识到了微笑具有促进健康的作用，并把这种方式称为喜乐疗法，现代则称为笑疗。笑疗主要通过心理的能动作用，切断病态的生理与心理的关系，改善个人心境状态，恢复失衡的心理、情绪和行为，起到促进健康的作用。在笑疗的过程中，情绪系统收到外部器官输入的幽默客体所发射的信息且与之发生共振，中枢部位将产生对人体极有益的最佳情绪——幽默情感。这种情感在心理与生理转换机制中起到中心性支配作用，可以即刻中断所有不良情绪的恶性循环，成为精神领地的主流，从而产生一系列自然的心理、生理优势。

微笑的好处有哪些

英国哲学家斯宾塞曾说过："生命的潮汐因快乐而升，因痛苦而降。"微笑便是获得快乐最简单的方式。中医认为，笑是最好的良药，微笑一度有胜似神仙茶的美誉，在情志对应关系上，笑属于喜乐，喜乐入心，多喜乐则气血和畅，生机旺盛，有利于人健康长寿。

从健康的角度来看，微笑的好处可以分为心理、生理、病理三个方面。生理方面：经常微笑可以放松全身大量肌肉、改善血液循环、促进神经系统的调节、利于新陈代谢等。心理方面：微笑时分泌的内啡肽与多巴胺使人产生愉悦感，改善烦躁忧郁的情绪；消除戒心、紧张情绪与恐惧感，利于患者对诊治的接受。病理方面：微笑可以帮助协调身心机能、增强抗病积极性、提高药

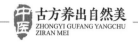

物疗效、加快疾病痊愈。

要开心，可也不能过了头

《黄帝内经·素问·举痛论》言："喜则气和志达，荣卫通利，故气缓矣。"意为适度的喜志能使气机调达，助心行血并养神。《黄帝内经·素问·阴阳应象大论》中提及"忧伤肺，喜胜忧"，欢喜愉悦的情感体验可改善患者抑郁悲伤的精神状态。可见"喜"这一情志在我们生活中有相当多的正向作用，而且现代学者普遍将"喜"，也就是"开心"视为一种良性情绪表现，但中医认为万事万物过犹不及，当"喜"过了度，也一样具有作为致病因素的负面作用。《黄帝内经·灵枢·本神》提出"心气……实则笑不休"，意为心气实则心志有余，表现为精神亢奋而笑不休。喜产生于心，又作用于心，喜笑不休则损及心神。"喜伤心"便是指过度喜乐，机体难以调节，伤及本脏心，导致一系列神志失常的表现。狂喜者如《儒林外史》中的范进，闻听中举喜极而疯，举止失常、疯癫不认人；又如《说岳全传》中的牛皋大笑三声便当即倒地身亡。这种喜极而疯、喜极而逝的例子便是过喜的表现。

现代研究将"喜伤心"的可能机制概括为三个方面。其一，"喜"通过影响心脏泵血功能致脑失所养；其二，"喜"通过影响心脏分泌的心钠肽、脑钠肽、肾素—血管紧张素等多种生物活性物质的功能并作用于大脑，进一步导致神志异常改变；其三，"喜"通过影响机体新陈代谢，干预心脑的正常功能，从而导致疾病的发生。目前研究的与过喜相关的疾病则主要为胸痹、心悸、癫狂、不寐、郁证。总而言之，喜可治病，也可致病，我们应该辩证看待情志作用，及时调整心态，调畅情志。

内调外养，天然古方

内调

补真丹

【组成】炼蜜240克，酥油、牛髓、杏仁、核桃仁、山药、白茯苓各120克。

【制备方法】杏仁、核桃仁、山药、白茯苓研末，加炼蜜、酥油、牛髓调和为丸。

【使用方法】空腹，白开水送服约15克。

【主治功能】补气养气、健脾益胃，驻容颜。

【方药解说】牛髓可润肺、补肾、填精益髓；核桃仁可温补肺肾、定喘润肠；山药可健脾补肺、固肾益精；杏仁可止咳平喘、润肠通便；白茯苓可健脾、利水渗湿、宁心安神。以上诸药均以补益为主，久服可健体轻身，驻容颜。

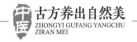
外养

菖蒲浴

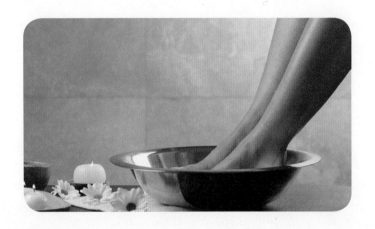

【组成】菖蒲100克。

【制备方法】将100克菖蒲放到浴盆中，用沸水浸泡10分钟后，取出菖蒲。

【使用方法】取出菖蒲后加水调至适宜的温度洗浴即可。

【主治功能】活血理气，镇静安神，润泽肌肤。

【方药解说】菖蒲可活血理气、醒脾和胃、开窍醒神，用菖蒲洗浴可以放松血管，疏通经络。且菖蒲具有浓郁的香味，熏洗皮肤后，给人以芳香、舒适、清爽的感觉。其富含的果胶与生物碱，可使皮肤变得光滑，对皮肤有一定的保护作用。

美丽小贴士

　　武侠故事里我们或许看到过这样的描述，一点"笑穴"这个人就哈哈大笑停不下来了，这种穴位或许难寻，但调整心情的方法有很多种，颜色疗法就是另外的可行之策。《黄帝内经·素问·金匮真言论》提出"东方青色，入通于肝……南方赤色，入通于心……中央黄色，入通于脾……西方白色，入通于肺……北方黑色，入通于肾"。简单地说就是，五色对应五脏情志，运用不同色彩对人体的刺激，可以达到调控情绪的目的。青色能够抑制烦躁冲动，让人心绪稳定；红色能够驱散忧愁，让人开心；黄色能够治愈思虑过度，保持兴奋；白色能够平静心绪，缓解悲伤；黑色具有抑制作用，能够使心情平静。心情不好的时候，不妨"对号入座"，试试多看看有针对性的颜色吧。